Das unverfügbare Subjekt

Psychotherapiewissenschaft in Forschung, Profession und Kultur

Schriftenreihe der Sigmund-Freud-Privatuniversität Wien

Herausgegeben von Bernd Rieken

Band 47

Die Sigmund-Freud-Privatuniversität in Wien ist die erste akademische Lehrstätte, an der die Ausbildung zum Psychotherapeuten integraler Bestandteil eines eigenen wissenschaftlichen Studiums ist. Durch das Studium der Psychotherapiewissenschaft (PTW) wird dem Umstand Rechnung getragen, dass Psychotherapie eine hoch professionelle Tätigkeit ist, die – wie andere hoch professionelle Tätigkeiten auch – neben einer praktischen Ausbildung eines eigenen akademischen Studiums bedarf. Das hat zur Konsequenz, dass die wissenschaftliche Beschäftigung mit ihr nicht mehr ausschließlich den Nachbardisziplinen Psychiatrie und Klinische Psychologie mit ihrer nomologischen Orientierung obliegt, sodass die PTW als eigene Disziplin an Konturen gewinnen kann.

Vor diesem Hintergrund wird die Titelwahl der wissenschaftlichen Reihe transparent: Es soll nicht nur die Kluft, welche zwischen Psychotherapieforschung und Profession besteht, verringert, sondern auch berücksichtigt werden, dass man der Komplexität des Gegenstands am ehesten dann gerecht wird, wenn neben den üblichen Zugängen der Human- und Naturwissenschaften auch Methoden und/oder Fragestellungen aus dem Bereich der Kultur-, Sozial- und Geisteswissenschaften Berücksichtigung finden.

Gerhard Burda

Das unverfügbare Subjekt

Ein psychotherapiewissenschaftsphilosophisches Manifest für das, was weder ein- noch ausgeschlossen werden kann

Waxmann 2025
Münster • New York

Bibliografische Informationen der Deutschen Nationalbibliothek
Die Deutsche Nationalbibliothek verzeichnet diese Publikation in der Deutschen Nationalbibliografie; detaillierte bibliografische Daten sind im Internet über http://dnb.dnb.de abrufbar.

Psychotherapiewissenschaft in Forschung, Profession und Kultur, Band 47

ISSN 2192–2233
Print-ISBN 978-3-8188-0026-0
E-Book-ISBN 978-3-8188-5026-5

Steinfurter Straße 555, 48159 Münster

www.waxmann.com
info@waxmann.com

Umschlaggestaltung: Anne Breitenbach, Münster
Umschlagabbildung: Erstellt mit Ideogram
Satz: MTS. Satz & Layout, Münster
Druck: CPI Books GmbH, Leck

Gedruckt auf alterungsbeständigem Papier, säurefrei gemäß ISO 9706

MIX
Papier aus verantwortungsvollen Quellen
FSC www.fsc.org
FSC® C083411

Klimaschutz-Beitrag
First Climate.com
2025
CO2-Zertifikate

Printed in Germany

Solve et coagula
Alchemistischer Leitspruch

Für Sophie Maria

Vorwort

Die Wissenschaft der Psychotherapie hat sich in den letzten Jahrzehnten zu einem vielschichtigen und dynamischen Feld entwickelt. Mit dem vorliegenden Werk von Gerhard Burda wird ein bedeutender Beitrag zu einem der zentralen Themen unserer Zeit geleistet: dem Verhältnis zwischen Subjektivität, Ordnungssystemen und der unverfügbaren Dimension menschlicher Existenz. Burda widmet sich auf eine beeindruckende Weise dem Zusammenspiel von Philosophie, Psychotherapie und Wissenschaftstheorie, indem er die Idee des „Apojekts" – des unverfügbaren Subjekts – als Leitgedanken einführt. Die Gründung der Sigmund Freud Privatuniversität (SFU) im Jahr 2005 basierte auf der Vision, Psychotherapie als eigenständige Wissenschaft zu etablieren, die sich der Erforschung des Subjektiven widmet. Psychotherapie ist mehr als ein Heilverfahren; sie ist eine Wissenschaft, die sich mit der *conditio humana* auseinandersetzt, insbesondere mit der Spannung zwischen Individuum und gesellschaftlichen Ordnungen. In diesem Kontext sehe ich Burdas Buch als wertvolle wissenschaftsphilosophische Ergänzung, die dazu beiträgt, die Grundpfeiler dieser Disziplin weiter zu definieren. Der Autor geht über traditionelle Konzepte hinaus, indem er das Subjekt nicht nur als Träger von Eigenschaften und Handlungen beschreibt, sondern als Teil eines dynamischen Verhältnisses, in dem es ständig von inneren und äußeren Ordnungssystemen geformt wird. Seine Argumentation berührt zentrale Themen der Philosophie, etwa die Begriffe der *Selbst-Differenz* und des Verhältnisses von *An-sich* und *Für-sich*. Er verbindet dies mit psychotherapeutischen Fragestellungen und zeigt auf, wie eine *Psychotherapiewissenschaftsphilosophie* sowohl die Reflexion über wissenschaftliche Grundlagen als auch die Praxis bereichern kann. Das Buch hebt hervor, dass das Subjekt stets in einem Spannungsfeld zwischen Freiheit und Normierung lebt. Dies spiegelt sich auch in der psychotherapeutischen Arbeit wider, wo die Aufgabe darin besteht, dem Individuum nicht nur bei der Lösung innerer Konflikte zu helfen, sondern auch die Bedingungen zu reflektieren, unter denen diese Konflikte entstehen. Burdas Konzept des „Apojekts" – als das, was von Ordnungssystemen weder ein- noch ausgeschlossen werden kann – fordert uns heraus, den ethischen und politischen Dimensionen psychotherapeutischer Praxis neue Aufmerksamkeit zu schenken.

Besonders hervorzuheben ist die Bedeutung dieses Buches für die Weiterentwicklung der Psychotherapie als eines interdisziplinär und international vernetzten Forschungsgebietes. Es ruft dazu auf, die Verbindungen zwischen Philosophie, Psychologie, Soziologie und Medizin intensiver zu betrachten und die Wechselwirkungen zwischen diesen Feldern fruchtbar zu machen. Diese interdisziplinäre Perspektive ermöglicht es, die Psychotherapie als eigenständige Wissenschaft nicht isoliert, sondern als integrativen Bestandteil des größeren wissenschaftlichen Diskurses zu verstehen. In einer Zeit, in der die Wissenschaftlichkeit der Psychotherapie oft auf ihre Methoden reduziert wird, fordert dieses Buch dazu auf, die ontologischen und epistemologischen Grundlagen der Disziplin neu zu überdenken. Es erinnert uns daran, dass Theorien über die menschliche Psyche nicht in einem luftleeren Raum existieren, sondern stets im Kontext gesellschaftlicher, kultureller und wissenschaftlicher Rahmenbedingungen stehen. Dabei wird deutlich, dass die Reflexion über diese Grundlagen nicht nur eine theoretische Aufgabe ist, sondern auch praktische Implikationen für die psychotherapeutische Arbeit hat.

Dieses Buch ist deshalb nicht nur ein Plädoyer für die Psychotherapiewissenschaft, sondern auch ein Aufruf, die Grenzen unserer Vorstellungskraft zu erweitern und das Unverfügbare als zentrale Dimension des Menschseins zu begreifen. Es fordert uns dazu auf, die Widersprüche und Spannungen, die in der menschlichen Existenz und im wissenschaftlichen Diskurs liegen, anzuerkennen und konstruktiv mit ihnen zu arbeiten. Man wird dazu eingeladen, Psychotherapie nicht nur als methodisches Instrument zu betrachten, sondern als Wissenschaft, die das Subjektive als unverzichtbaren Bestandteil menschlicher Erkenntnis versteht. Burdas Manifest ermutigt uns, die ethischen und politischen Aspekte der Psychotherapie weiterzuentwickeln und die Disziplin in ihrer Komplexität und Vielseitigkeit zu betrachten. Gleichzeitig bietet es wertvolle Impulse für einen interdisziplinären Dialog zwischen Philosophie und Psychotherapie und eröffnet neue Perspektiven für die Zukunft.

Alfred Pritz
Rektor der SFU

Inhalt

Einführung

Die Titelwahl dieses Textes ist imstande, eine gewisse Irritation hervorzurufen: Wie soll etwas, das *unverfügbar* sein soll und per definitionem weder ein- noch ausgeschlossen werden kann, *manifestiert* (lat. *manifestus*, wörtlich: handgreiflich gemacht) werden? Genau um diese in beiden Begrifflichkeiten angedeutete *Selbst-Differenz* und um das dabei angedeutete Hin und Her zwischen *Vorstellungen* der *Verbindung und Trennung* wird es im Folgenden gehen. Im Mittelpunkt steht dabei das besondere Verhältnis des Subjekts zu Ordnungssystemen, die das Subjekt auf vielfältige Art und Weise zu normieren oder auch abzuschaffen trachten. Besonderer Anlassfall meiner Beschäftigung mit diesem Thema ist die gegenwärtig feststellbare Tendenz, Psychotherapie durch gesetzlichen Beschluss[1] defizitären, universitär verankerten wissenschaftlichen Hegemonien auszuliefern. Das Gegenmodell zu diesem herrschenden Zeit-Ungeist findet sich bereits in der eigentlichen Initialzündung zur universitären Verankerung der Psychotherapie (PT) im Jahr 2005 durch die Gründung der *Sigmund Freud Privatuniversität* (SFU), die heuer ihr 20-jähriges Jubiläum feiert.

Der Gründer und Rektor der SFU, Alfred Pritz, bezeichnete PT schon in den 90er-Jahren als „Wissenschaft vom Subjektiven". Über die Frage der Wissenschaftlichkeit der PT, über das Verhältnis zwischen dem Heilverfahren PT und einer eigenen Psychotherapiewissenschaft (PTW) sowie über die Abgrenzung zu anderen Disziplinen wie Psychologie und Psychiatrie gibt es mittlerweile zahlreiche Veröffentlichungen. Ein prominentes Thema ist dabei die scheinbare Unvereinbarkeit der sich auf das subjektive Erleben konzentrierenden PT mit einem allgemeinen Wissenschaftsbegriff, der Subjektivität als Hindernis ansieht.[2] Im Vergleich mit dem Fokus auf Wissenschaftlichkeit wurde dem Subjekt in der PTW bislang wenig bis keine Aufmerksamkeit geschenkt.[3] Diesem Manko möchte das folgende Manifest abhelfen. Es entwickelt das Thema Subjektivität auf einer eigenen wissen-

1 Am 1.1.2025 tritt das neue österreichische *Psychotherapiegesetz* (PThG 2024) in Kraft, das die Akademisierung der Psychotherapieausbildung gesetzlich vorschreibt. Psychotherapie ist seit 1991 ein gesetzlich verankerter Bestandteil des österreichischen Gesundheitswesens.

2 Erismann 2019.

3 Eine Ausnahme ist Thomas Stephensons Bemühen um eine *Subjekttheoretische PTW*. Auch Fuchs et al. (2024) stellen die lebensweltlich verankerte und phänomenologisch (nach Jaspers) begründete Subjektivität in den Mittelpunkt des Bemühens um eine fakultätsübergreifende Psychotherapieforschung nach dem Vorbild der in den USA und in Großbritannien bereits universitär verankerten *New Medical Humanities*.

schaftsphilosophischen[4] Grundlage, die Subjektivität genauer fasst und dabei über bisherige Vorstellungen weit hinausgeht. Was dabei in den Mittelpunkt rückt, ist ein *unverfügbares* Subjekt (*Apojekt*), das als der eigentliche Orientierungshorizont psychotherapeutischen Bemühens herausgearbeitet wird. Das Apojekt (von griech. *apo*, von … weg, und lat. *iacere*, werfen) wird als *das* definiert, *was von einem Ordnungssystem weder ein- noch ausgeschlossen werden kann.*[5]

Mit dem „menschlichen" Subjekt ist aber nur ein Aspekt eines umfassenderen Feldes angesprochen und auch dieses Feld betrifft PT und PTW gleichermaßen. Es geht nämlich nicht nur um das Subjekt als Träger von Eigenschaften, Handlungen und Haltungen, das sich selbst auch objektivieren kann bzw. dem Blick des Anderen ausgesetzt ist, sondern auch um das, worin dieses Subjekt eingebettet ist und womit es in Wechselwirkung steht. Auch Letzteres kann als Subjekt – oder *Subjektivität* – aufgefasst werden, dem ebenso ein unverfügbares (*apophatisches*) Moment nicht abgesprochen werden sollte. Zwischen beiden „Subjekten" besteht ein Verhältnis, das – was in den Wissenschaften auch regelmäßig geschieht – objektiviert werden kann.[6] Das Verhältnis von Subjekt und Hintergrund ist jedoch nicht auf ein simples Subjekt-Objekt-Verhältnis zu reduzieren, sondern stellt vielmehr ein dynamisches, *mediales Verbindungs-und-Trennungs-Verhältnis* (VTV) dar, in dem beide – oder auch mehrere – „Subjekte" einander wechselseitig „subjektivieren" bzw. *mediatisieren.* Das heißt: Sie bringen einander in ihrer jeweiligen inneren wie äußeren Selbst-Differenz zur Geltung.

Die psychotherapeutische Situation ist ein Beispiel dafür, wie zwei (oder mehrere) menschliche Subjekte einander vor dem Hintergrund unterschiedlicher Ordnungssysteme mediatisieren.[7] Dieses praxisbezogene Verhältnis wird in der PTW noch dadurch erweitert, dass eben auf dieses VTV Bezug genommen wird. Damit entsteht ein weiteres VTV wechselseitiger Mediatisierung bzw. Subjektivierung,

---

4 Wissenschaftsphilosophie fragt nach den erkenntnistheoretischen und historisch-kulturell bedingten Voraussetzungen, Methoden und Zielen von Wissenschaft in einem allgemeinen und umfassenden Sinn.

5 Siehe dazu auch Burda 2023.

6 Die modernen Wissenschaften entwickelten sich aus der antiken Metaphysik mit ihren vier Bereichen Sein, Mensch, Welt und Göttliches. Die vier Bereiche können als unterschiedliche Ausformungen von *Selbstverhältnissen* verstanden werden, in denen sich der Mensch zu erfassen sucht (vgl. Burda 2019a, 2020).

7 *Medien*, also alles, was es gibt, kommen nur durch die mediale Vermittlung anderer Medien zustande. In der PT betrifft das z.B. die Komplexe, die Psyche, das Ich, die Wahrnehmung, das Denken, den Körper, jede Theorie usw.: Alles Genannte kann als Medium aufgefasst werden. PT ist damit eine besondere epistemische Situation, an deren Zustandekommen unzählige andere Faktoren (Medien) beteiligt sind, die epistemisch dargestellt werden können. Das ist die gemeinsame Basis aller PT-Richtungen ungeachtet ihrer Unterschiede.

das sich als wissenschaftlich qualifizieren muss. Ein noch umfangreicheres VTV entsteht, wenn andere wissenschaftliche Ordnungssysteme mit einbezogen werden, wenn also z. B. das Verhältnis von PT und PTW zur Psychologie, zur Medizin, zu anderen Wissenschaften oder auch zu anderen, z. B. politischen Institutionen, zur Diskussion steht. Hier ist auch der Spezialfall anzusiedeln, bei dem es um das Verhältnis unterschiedlicher *psychotherapiewissenschaftlicher* Theorieansätze zueinander geht. In all diesen Fällen stellt sich die Frage, auf welcher Basis der Diskurs dieser unterschiedlichen wissenschaftlichen Subjekte stattfinden soll. Wie der Titel ankündigt, entwickelt die hier vorgestellte Antwort dazu einen wissenschaftsphilosophischen Vorschlag, der sich auf das besinnt, *was weder ein- noch ausgeschlossen werden kann*. Dieses unverfügbare, *apophatische* Moment in allem öffnet einen Beziehungshorizont und weist zugleich darauf zurück, worauf sich Theorien im Allgemeinen beziehen. Theorien schweben nicht in einem „luftleeren" Raum, sondern beziehen sich auf die *conditio (in-)humana*, d. h. auf die Bedingungen von Existenz[8]. Hierin besteht ein wichtiges Überschneidungsmoment zwischen PT und Philosophie. Wie in der Philosophie geht es auch in der PT um den Umgang mit den – nicht nur Staunen machenden, sondern oft traumatischen und verstörenden – Bedingungen unseres Mensch-Seins, die wir ergründen wollen und zu denen wir uns verhalten müssen.[9]

Die Beschäftigung mit philosophischen Fragen macht bereits insofern Sinn, als die Psychotherapieschulen explizit oder implizit auf solchen Inhalten aufbauen. Auch diese Theorien sind Verarbeitungs- und Verständnisversuche dessen, was uns als reine *Virtualität* (Wirkmächtigkeit) existenziell durchdringt und sich allgemein als Leben, Atmung, Herzschlag, Fluss von Geschehnissen, Bewusstsein, Beziehungen, Schlaf, Störung, Tod usw. ereignet. Obwohl wir dies im Regelfall in der „natürlichen Einstellung"[10] hauptsächlich als „real" erleben, ist es gar nicht klar, was „real" dabei bedeutet.[11] Ungeachtet dieser Unklarheit müssen Theorien Entscheidungen darüber treffen, was als „real" gelten soll und was nicht, um sich überhaupt etablieren zu können. Überspitzt formuliert könnte man auch dabei von einer *wechselseitigen Subjektivierung* sprechen. Dabei spielen *Phantasmen* die zentrale

---

8 „Sinn der Psychotherapie ist es, einerseits Erleben und Verhalten, das krankhaft oder abweichend erlebt wird, mittels Wort und Beziehung zu beeinflussen und andererseits die Conditio Humana zu verstehen, die Leidensgeschichte des Menschen in einen Bezugsrahmen zu stellen, der individuell erfahrbar ist" (Pritz 1996, Einleitung).

9 In diesem Zusammenhang ist auch zu erwähnen, dass die vorsokratischen Philosophen als Mystiker, Heiler und Magier aufgetreten sind (Burda 2019a; Kingsley 2000).

10 Nach Husserl ist das der habituell feste Stil, mit dem der Mensch durchs Leben geht und dessen apriorisch-konstitutiver Aufbau ihm nicht bewusst ist; sie wird in der so genannten *Epoché* eingeklammert, wodurch es zur Aufhebung der „Generalthesis" kommt, der zufolge wir im Erfahrungsprozess implizit von einer „Welt" ausgehen.

11 Siehe dazu Burda 2024a.

Rolle[12]: Theoretische Ordnungssysteme beginnen damit, dieses existenzielle Verhältnis einer wechselseitigen Subjektivierung, an der unzählige *submediale* Prozesse mitbeteiligt sind, die den Gegenstandsbereich unterschiedlicher Wissenschaften ausmachen, in Form *phantasmatischer* Verbindungs-und-Trennungs-Verhältnisse zu verarbeiten. Unsere Theorien sind die unterschiedlichen und auch widersprüchlichen Ergebnisse dieser Verarbeitung, denen allen gemeinsam ist, eine letzte epistemologische „Lücke" *nicht* schließen zu können:[13] Auf der einen Seite gibt es eine Art „Wirklichkeit" (die *Differenz-an-sich*), die uns (die *Differenz-für-sich*) in ihrer existenziellen „Wucht" betrifft, auf der anderen gibt es das Bestreben, dieses Verhältnis ergründen und verstehen zu wollen. *Beide* Differenzen bilden sich in einem *relativen* Sinn in jeder Theorie ab. Relativ deshalb, weil es sich dabei nur um *epistemologische* Interpretationen handeln kann: Keine Theorie kann den Status einer *ontischen,*[14] d. h. das Gesamt der Verweisungszusammenhänge erklärenden Interpretation beanspruchen. Die Interpretation bleibt *epistemisch endlich.*[15] Um es in ein Bild zu bringen: Theorien sind das sich fortlaufend verändernde Ergebnis des Bearbeitens eines „Steines", dessen Größe nicht zu erahnen und dessen Geheimnis nicht zu ergründen ist. In die PT spielen die Ergebnisse dieses Bearbeitens mit hinein und ringen um die Vorherrschaft über die Psyche respektive über das psychotherapeutische Subjekt[16].

Das Manifest ist ein Versuch, etwas Ordnung in dieses Ringen zu bringen. Das ist nur dadurch möglich, dass etwas grundsätzlich Unverfügbares ins Zentrum gestellt wird, das sich methodisch bereits im bevorzugten Ansatz des *Radikalen*

---

12 Phantasmen stecken den Rahmen ab, innerhalb dessen wir unser Leben, Denken und Streben – also auch das wissenschaftliche – entwerfen. Sie haben die Funktion von *Ontologisatoren*, das heißt, sie konstituieren eine je bestimmte „Wirklichkeit", deren Kritik wiederum von der Perspektive abhängt, mit der diese „Wirklichkeit" untersucht wird. Ich gehe also davon aus, dass eine Wirklichkeitsauffassung *in jedem Fall phantasmatisch* ist – egal, ob wir Wissen als Abbild oder als Annäherung an eine vorausgesetzte „Wirklichkeit" oder aber als reine Projektion, außerhalb der es nur mehr unseren Geist gibt, oder als Konstruktion verstehen.

13 Ich gehe deshalb von einem grundlegenden strukturellen *Dualismus* aus, um den man nicht herumkommt, wenn es um diese Frage und besonders auch um die Wissensfrage geht. Es gibt damit immer eine Art zweiten Pol im Verhältnis zu uns selbst, einen Pol, der etwas mit uns „macht", ein Gegenüber, eine Grenze, eine Differenz, eine Alterität, eine *Alienität*, die für unsere Selbstkonstitution wesentlich ist.

14 *Ontisch* ist der üblicherweise gebräuchliche Terminus. Genauer wäre hier, von *ontologisch* zu sprechen.

15 *Epistemische Endlichkeit* bedeutet, dass wir keinen reflexiven Zugang auf die Menge aller Bedingungen des Wissens haben können; alles Wissen ist auf Erfüllungsbedingungen angewiesen, über die wir nicht verfügen.

16 Subjekt kann hier sowohl die Psychotherapie als solche als auch die damit befassten therapierenden, forschenden und Hilfe suchenden menschlichen Subjekte meinen.

Skeptizismus (RS)[17] angelegt findet. Das Anerkennen des Unverfügbaren ist die Bedingung der Möglichkeit dafür, einen immer gegebenen Spielraum von Verfügen-Können im rechten Licht einschätzen zu können. Das sich dabei eröffnende Maß ist davor zu bewahren, ideologisch besetzt oder auf Funktionalität reduziert zu werden. Die richtige Einschätzung des Spielraums hat daher eine besondere ethische und auch politische Bedeutung. Auf dieses Unverfügbare hinzuweisen, ist eine besondere Aufgabe, die von der PTW zu übernehmen ist. PTW kann freilich nicht einfach als gegeben vorausgesetzt werden. Es stellt sich also die Frage, wie aus der vorhin erwähnten Überschneidung zwischen Philosophie und PT überhaupt so etwas wie PTW argumentiert werden kann. Folgender Gedankengang möchte das verdeutlichen:

- Philosophie versteht sich als auf einem allgemeinen und abstrakten Niveau agierende Begriffsarbeit. In besonderem Maß betrifft dies die epistemologische und ontologische Basis wissenschaftlicher Denksysteme.
- Diese allgemeine Wissensarchitektur kann als *externer* metatheoretischer Reflexionsrahmen für eine um Wissenschaftlichkeit bemühte PTW herangezogen werden. Die gesuchte Wissenschaftlichkeit kann nicht einfach aus den Theorieansätzen der PT-Schulen abgeleitet werden. PT ist deshalb auch nicht als solche als Wissenschaft zu bezeichnen.[18] Es fehlt vor allem die wissenschaftsphilosophische Reflexion auf die je eigenen Grundlagen. Erst diese würde den Sprung von einer *Theorie 1. Ordnung* zu einer *Theorie 2. Ordnung* ermöglichen.
- Genau das kann von einer auf einer wissenschaftsphilosophischen Grundlage agierenden PTW geleistet werden. In unserem Fall ist der *Radikale Skeptizismus* (RS) diese Grundlage. Im Rahmen von Subjektivierung gedacht lässt sich feststellen, dass der RS die PTW *subjektiviert*, d. h. als *eigenes wissenschaftliches Subjekt* herausstellt.
- Das ist jedoch nur eine Seite der Medaille, denn auch die PTW und die PT subjektivieren ihrerseits die sich aus allgemeinen Aussagen zusammensetzende

---

17 Der RS ist ein an die „Wurzeln" gehender Skeptizismus, der nicht nur erkenntnistheoretische Positionen kritisch hinterfragt, sondern auch sich selbst. Alle Phänomene werden als Selbst-Differenzen gefasst, d. h. sie sind *evidenz-transzendent*. Der Wahrheitswert von Hypothesen kann grundsätzlich nicht bewiesen werden, da wir keinen reflexiven Zugang auf die Menge aller Bedingungen des Wissens haben können; alles Wissen ist auf Erfüllungsbedingungen angewiesen, über die wir nicht verfügen, Wissen bleibt dadurch *epistemisch endlich*. Daraus resultiert eine *absolute Fragilität* von allem, woran sich einerseits die *ontologische* Frage, was als seiend aufgefasst werden kann, und andererseits die *ethische* Frage, wie und in welcher Art von Welt wir – unter der Bedingung von Kontingenz – leben möchten, knüpft. Siehe dazu Burda 2010, 2011, 2012.

18 In diesem Punkt bestehen Unstimmigkeiten, siehe dazu Erismann 2019 oder Greiner 2024.

Wissenschaftsphilosophie des RS, und zwar auf zweifache Weise: erstens seitens der PT, bei der es um den Umgang mit subjektivem Leid geht, und zweitens seitens der PTW, die ihre Legitimation nicht nur aus der Philosophie, sondern eben auch aus der PT bezieht, sich also auch als eine *psychotherapeutisch subjektivierte* Wissenschaft versteht, d. h. als eine Wissenschaft, die sich vom Aufgabenkomplex der PT angesprochen und abhängig weiß, in dessen Zentrum der kompetente Umgang mit subjektiv erlebtem Leiden steht.

Wir haben damit ein komplexes Verhältnis wechselseitiger *Durchdringungen* vor uns: Philosophie und PT wirken ebenso subjektivierend-mediatisierend auf die PTW wie umgekehrt diese auf die Philosophie und auf die PT. Eine philosophisch wie psychotherapeutisch subjektivierte PTW wird auf die PT zurückwirken, und das Verhältnis von PTW und Philosophie wird sich dadurch von einem psychotherapie-*wissenschaftsphilosophischen* Status zu einem psychotherapiewissenschafts-*philosophischen* Status weiterentwickeln. Beide Aspekte sind auseinander und zugleich in Beziehung zueinander zu halten. Diese unterschiedlichen Verhältnisse können deutlich anhand der Abweichung bei der Platzierung des Bindestrichs abgelesen werden. Durch die Weiterentwicklung haben wir nicht mehr eine externe Philosophie im Verhältnis zur PTW vorliegen, sondern eine eigene *Philosophie der PTW*, die auch auf andere psychotherapiewissenschaftliche Ansätze im Sinne einer Vertiefung zurückwirken kann. PTW ist in diesem Fall nicht einfach angewandte Philosophie oder eine Teildisziplin derselben, sondern ein eigenständiges wissenschaftliches Subjekt, das in einem VTV mit der Philosophie und der PT steht. (Umgekehrt ist natürlich auch die Philosophie kein Anwendungsfall von PT oder PTW.) Mit PT und PTW kommt etwas (wieder) in die Philosophie hinein, was bei der Konzentration auf das Denken mitunter zu fehlen scheint: ein affektives, leiblich verankertes Betroffen-Sein von der *conditio (in-)humana.*

PTW ist eine Wissenschaft, die von Bedingungen abhängt, die außerhalb ihrer selbst liegen. Bedingungen wie Gesellschaft, Psychotherapie, Gesetzeslage, Politik, kulturelle Gegebenheiten, Wissenschaftsphilosophie usw. subjektivieren diese neue Wissenschaft. Im Zurückwirken auf ihre Ausgangsbedingungen kann PTW zu jenem besonderen *Subjekt* werden, dessen Aufgabe unter anderem darin besteht, das zu vertreten, was nicht aus- und nicht eingeschlossen werden kann: ein ihrem „Gegenstand" angemessenes Verständnis und ein Wissenschaftsbegriff, der darauf beharrt, dass das Wesentliche an dem vor einem größeren Hintergrund verstandenen Menschen nicht verloren geht. Um dieser Aufgabe entsprechen zu können, bedarf es einer eigenen psychotherapiewissenschaftsphilosophischen Ausrichtung.

Im nun folgenden ersten Hauptteil wird zunächst das psychotherapeutische Subjekt im Verhältnis zu unterschiedlichen Ordnungssystemen genauer entwickelt. Das Subjekt tritt dabei vor dem Hintergrund einer philosophisch ausgerichteten, *allgemeinen* PTW in den Vordergrund. Im zweiten Hauptteil steht das Verhältnis unterschiedlicher Ordnungssysteme zueinander im Mittelpunkt. Dabei wird es um wissenschaftstheoretische und wissenschaftsethische Überlegungen zum Verhältnis von Psychotherapie, Psychologie und Psychotherapiewissenschaft gehen, um Paradigmenkonstellationen in der PTW, um eine Dekonstruktion des Konstruktiven Realismus und um die Frage, welche Vorzüge eine eigene Psychotherapiewissenschaftsphilosophie mit sich bringt. Diese Beispiele führen vor, wie PTW über das Klinische hinausgehend zur Anwendung kommen kann.

I.
Subjektivierungen

1. Erste allgemeine Überlegungen

Nähern wir uns dieser komplexen Durchdringung nun in ersten allgemeinen Aspekten an. Die Bezeichnung *Subjekt* deckt ein Spektrum von Bedeutungen[19] ab, das in seiner ganzen Komplexität die PT und auch die von der PT subjektivierte PTW betrifft. Der Begriff spielt in der europäischen Denkgeschichte eine wichtige und auch umstrittene Rolle. In der Antike und im Mittelalter wurden drei Bedeutungen unterschieden: a) das ontologisch substanzialisierte Subjekt als Träger von Akzidenzien, Eigenschaften, Haltungen und Handlungen, das es noch bei Descartes gibt (*res cogitans*), b) das logische Subjekt, von dem Prädikate ausgesagt werden, und c) das Subjekt i. S. eines Gegenstandes der Wissenschaft oder einer Beschäftigung (im Englischen: *subject, matter*). In der Zeit zwischen Descartes und Leibniz verschiebt sich – vermutlich im Wechsel vom Lateinischen in die Landessprachen – die Bedeutung. Im deutschen Idealismus meint man mit Subjekt das *erkennende Ich.* Bei Kant muss das „Ich denke" alle Vorstellungen begleiten können. Die vormals denkende Substanz wird zur *Jemeinigkeit*, zu einem Für-sich-Sein. Formal gemeint ist damit das Bewusstsein im Moment seines Selbstvollzugs. Zu diesem Selbstvollzug gehört die unbezweifelbare Gewissheit der eigenen Existenz. Dieser formale Subjektgebrauch drückt sich im persönlichen Fürwort „ich" aus und ist vom „Objektgebrauch" zu unterscheiden. Im Unterschied zu einem fixen Wesenskern rückt im 20. Jahrhundert die faktische Existenz (*esse, existentia*) mehr in den Vordergrund. Bei Heidegger liegt das Wesen des *Daseins* nicht in einer mit bestimmten Eigenschaften ausgestatteten Substanz, sondern im Vollzug dieser Existenz: Das Dasein ist dadurch ausgezeichnet, sich zu sich selbst und zum Faktum seiner Existenz verhalten zu können. Sein spezifischer Existenzvollzug besteht darin, diesen Vollzug *bewusst* reflektieren zu können. Das Subjekt ist nun das singuläre bewusste Dasein, eine verkörperte Existenz mit einer unverzichtbaren *Erste-Person-Perspektive.*

Das neuzeitliche Subjekt wurde besonders von den Denker*innen der Postmoderne und der Dekonstruktion im Anschluss an die Romantik, an Hegel, Darwin, Nietzsche, Freud, Marx und den Paradigmenwechsel vom Bewusstsein zur Sprache, zur Intersubjektivität und Performativität zurückgedrängt.[20] Das selbstgewisse, autonome Subjekt war Ziel einer grundlegenden und vernichtenden Kritik, die mit Nietzsches, Freuds und Heideggers Kritik der Rationalität und des Humanis-

19 Dieses Spektrum entspricht der „äußeren", auf Ordnungssysteme zurückweisenden Selbst-Differenz des Subjektbegriffs.

20 „Eine These ist in Mode gekommen. Sie besagt, das neuzeitliche Subjekt – in allen seinen Schattierungen: als ‚reine Apperzeption', als Mensch, Person oder Individuum – sei theoretisch wie praktisch ‚am Ende'" (Frank 1986, 7).

mus ihren Lauf nahm und den Tod des Menschen als Subjekt und Bewusstsein verkündete.[21] Nietzsche hatte das Subjekt zur Fiktion und als Epiphänomen des Willens zur Macht erklärt. Es sei eine „Hineindichtung" von Identitäten und Regelmäßigkeit in eine chaotische Natur. Bewusstsein ist ein blindes Organ einer Verkennung, das sich zum Zweck der Unterhaltung der Herdennatur des Menschen herausgebildet hat, ein phantastisches Narrativ über den vielleicht nur gefühlten Subtext des Willens zur Macht. Damit scheint das Paradigma[22] der neuzeitlichen Subjektivität an ein Ende gekommen zu sein.

Der französische *Antihumanismus* der zweiten Hälfte des 20. Jahrhunderts erwuchs aus einer Radikalisierung der deutschen Philosophie: Die Linien verlaufen von Marx zu Althusser, von Freud zu Lacan, von Heidegger zu Derrida, von Nietzsche zu Foucault, der meinte, dass der Mensch nicht mehr existiert, wo „es spricht". Heidegger hatte sich 1946 in seinem Brief *Über den Humanismus*[23] vom metaphysischen Humanismus abgewandt, der den Menschen im Zeitalter der Technik als Herrscher der Natur und alles Seienden denkt. Die Metaphysik der Subjektivität stellt das *animal rationale* in den Mittelpunkt aller Bezüge. Heidegger möchte dagegen die eigentliche Würde des Menschen in der „Lichtung des Seins" im Da-Sein hervorheben, in der der Mensch zum „Hirten" des Seins avanciert. Derrida hat dieses Bestreben in *Fines hominis* selbst noch insofern als Überbleibsel des Humanismus im Sinne eines Denkens des Eigentlichen kritisiert, als es um den Menschen als solchen geht.[24] Heideggers *Destruktion* der Metaphysik der Präsenz wird bei Derrida und anderen zu einem Durchgangsstadium auf dem Weg zur *Dekonstruktion* der Metaphysik, bei der es nicht mehr um das als Anwesen/Identität gedachte Sein des Seienden geht, sondern darum, den Menschen als Subjekt radikal in Frage zu stellen. Eine ähnliche Radikalisierung findet sich auch bei Althusser, der vor allem die „humanistische" Periode des frühen Marx kritisiert, dem Fichte und Kant näherstehen sollen als Hegel. Der Marx dieser Phase kritisiere nur historische Formen des Staates im Namen eines Menschen der Freiheit und Vernunft, dessen Wesen sich in universalen, gemeinschaftlichen Beziehungen erfüllt. Das abstrakt Humanistische liegt für Althusser in der Idee einer Auffassung von Geschichte, in der ein von seinem Wesen entfremdetes Subjekt eine Rückkehr vollziehen könnte. Abgelehnt wird also der Mensch als Subjekt der Geschichte einer Entfremdung von

---

21 Vgl. dazu auch Vattimo 2005.

22 *Paradigma* meint bei Kuhn einerseits die Bezeichnung desjenigen, das die Mitglieder einer wissenschaftlichen *community* miteinander teilen (Modelle, Werte, Verfahren); andererseits auch die Bezeichnung eines einzelnen Elements, das als Beispiel an die Stelle ausdrücklicher Regeln treten kann. Über Kuhn hinausgehend geht es mir in weiterer Folge nicht nur um den historisch-konkreten Gesamtkontext eines Paradigmas, sondern v. a. um den grundsätzlich offenen, *apophatischen* Horizont.

23 In: *Wegmarken* (1978).

24 Siehe Derrida 1988.

seinem Wesen[25]. Marx hat sich zu späterer Zeit selbst von dieser Idee distanziert. Es geht seitdem nicht mehr um die Frage, unter welchen Bedingungen einzelne Individuen zu „realen“ Subjekten eines menschlichen „Wesens“ werden können, sondern darum, wie sich das „wahre“ Subjekt der Geschichte im Ineinandergreifen von Produktivkräften, Produktionsverhältnissen, Überbau und Ideologien in einer bestimmten Gesellschaftsform entfalten kann.

Mit dem Humanismus standen das moderne Subjekt und eine Aufklärung zur Diskussion, die trotz einer Idee von Gleichheit Ungleichheiten und Ausschlüsse generierte, so etwa die von Frauen, von Menschen mit anderer Hautfarbe oder bestimmter sexueller Orientierung[26]. Dabei spielt der auch in den Sozialwissenschaf-

---

25 Ferry und Renaut kritisierten bereits in den späten Achtzigerjahren die grobschlächtige Identifizierung der Subjektivitätsphilosophie mit der Metaphysik bzw. marxistisch mit der bürgerlichen Philosophie. Dennoch gestehen sie ein, dass es absurd wäre, „heute philosophisch die Figuren der Subjektivität wieder herrichten zu wollen, deren Dekonstruktion nicht erst auf die sechziger Jahre zurückgeht, auch nicht erst mit Marx, Nietzsche, Freud oder Heidegger angefangen hat, sondern wenigstens mit Kants Vorgehen zu datieren ist, in der *Transzendentalen Dialektik* der *Kritik der reinen Vernunft* (genauer im Kapitel über den Paralogismus) die Grenzen der rationalen Psychologie zu benennen. Dass eine gewisse – wenn man will: ‚metaphysische‘ Konzeption der Subjektivität kritisiert werden kann, ja muss, ist nachgerade ein klassischer Topos der Philosophie“ (1987, 45). Vgl. dazu auch Habermas 1988a und 1988b.

26 „Das humanistische Paradigma war von einem Wissensregime flankiert, das realistisch ist: Es beruht auf Ähnlichkeiten, auf sinnstiftenden Identitäten, auf Repräsentation und auf der *Transparenz* von Medien. Jeder einmal bekannt gemachte Sachverhalt kann deshalb wirklichkeits- und originalgetreu immer wieder abgebildet und präsent gemacht (repräsentiert) werden. Der Humanismus, die Idee, dass der Mensch aufgrund seiner Identität mit einer universellen Natur Kultur schafft und seine Emanzipation vorantreibt, beruht auf einer Interpretation von Welt, die empirisch und idealistisch zugleich ist. Es wird unterstellt, dass unsere Begriffe und das in ihnen ausgedrückte Wissen Ausdruck einer Immanenz von Bedeutung und das Produkt einer Erfahrung sind, die vom Denken (Geist, Verstand) erfasst werden. Medien wie Bild und Sprache sind *transparent*, sie enthüllen uns ihre Bedeutung. Ideologisch gesehen ist der Humanismus *liberal*: Er setzt ein bürgerliches und kapitalistisches Subjekt voraus, das kulturelle, ethnische, geschlechtliche und historische Unterschiede und generell Partikularität im Namen einer universellen Humanität nivelliert. Im Zuge der Globalisierung ist diese Ideologie, v. a. gestützt auf technische Massenmedien, zum dominanten Weltdesign aufgestiegen. Der postmoderne Diskurs hinterfragt genau jene Autoimmunisierungs- und Autolegitimationsstrategien der Moderne. Ausgegangen wird davon, dass einerseits eine gewisse Idee von Humanität an ihr Ende gelangt ist (*Post*humanismus), andererseits wird deutlich, dass der überkommene Humanismus gespenstische Überreste erzeugt hat, die die Gegenwart heimsuchen (Post*humanismus*) und kritisch durchgearbeitet werden müssen“ (zit. aus Burda 2012, 33 f.).

ten geläufige Begriff der *Subjektivierung* eine wichtige Rolle: Das Subjekt ist nichts, das es schon gibt, keine substantivierte Instanz, kein substanzielles oder transzendentales Subjekt, sondern es ist das performative Produkt von *Subjektivierungen*[27], also von Vorgängen, die ambivalent zu bewerten sind. Hand in Hand mit zu Recht kritisierten Problemen verschwindet nicht nur das Subjekt der Moderne immer mehr von der Bildfläche, sondern auch der Sinn ganzer Lebenswelten. Dies ist ein Problem, das uns heute besonders stark beschäftigt. Das Subjekt ist sicher nicht mehr i. S. eines privilegierten, autonomen Zentrums zu denken, das einer Welt von Objekten und der Welt der anderen einfach gegenübersteht, über die es verfügen kann. Schon die beiden Bestandteile des Wortes weisen auf eine primäre Durchkreuzung hin, auf eine *interne* Selbst-Differenz, die sich zur *externen* Selbst-Differenz der Ordnungssysteme hinzugesellt bzw. auch mit ihr vermischt wird.

Subjectum meint traditionell einerseits das der Welt zugrundeliegende *Daruntergeworfene* und andererseits das Unterworfene. Der Begriff weist auf eine Ambivalenz und auf eine Zweipoligkeit hin, auf einen Dualismus, der das Innenverhältnis wie das Außenverhältnis betreffen kann.

1) Hier zunächst zwei Beispiele für ein *inneres* Dual: Ein so genanntes *präreflexives* Mit-sich-selbst-vertraut-Sein eines „Bewusstseinsträgers" gilt als Vorbedingung dafür, dass es ein *reflexives* Selbstverhältnis geben kann, das über diese Vorbedingung nachdenken kann. Die Reflexion stellt eine Trennung gegenüber dem vorreflexiven Selbstgewahrsein dar. Das Problem dabei ist nun, dass beide Pole einander bedingen. Beide Pole bilden ein VTV, wobei Verbindung und Trennung einander bedingen. Ohne die Möglichkeit von Trennung (Reflexion) *wüssten* wir nicht explizit, dass es uns als präreflexives Subjekt gibt. Umgekehrt bedeutet Reflexion eine Verspätung gegenüber dem, was als implizites präreflexives Wissen um sich selbst gelten soll. Fazit: Bewusstsein ist irgendwo dazwischen. Es realisiert die Selbst-Differenz, als die es existiert. Realisieren heißt hier einerseits implizit „verwirklichen" und andererseits explizit „verstehen". Es ist also zu kurz gegriffen, nur das reflexive Moment selbst-different aufzufassen. Das präreflexive Moment ist davon nicht auszunehmen.

Etwas Ähnliches lässt sich über die Unterscheidung zwischen einer *Subjektperspektive* und einer *Personperspektive* sagen. Beide Perspektiven sollen zum existenziellen Selbstvollzug verkörperten Daseins gehören. Erstere wird allerdings als unhintergehbare *Einheit* (Verbindung) gedacht, die zweite soll das sein, was Einschreibungen von Diskursen und Praktiken bzw. Identifikationen und Objektivierungen – also Differenzierungen – zugänglich sein soll. Damit nun nicht der Eindruck eines Mentalismus entsteht, bringt man zusätzlich die Unterscheidung

27 Der Begriff *Subjektivierung* betrifft hauptsächlich die Frage, wie Subjekte zu Subjekten werden. Ich verstehe ihn als *wechselseitiges Zur-Geltung-Bringen je singulär-plural verfasster Selbst-Differenzen.*

von Körper und Leib ins Spiel (Merleau-Ponty). Es sollen nur die Personperspektive und der materielle Körper von der Möglichkeit betroffen sein, äußeren Einflüssen zu unterliegen. Anders gesagt: Nur Person und Körper können selbst-different sein. Dagegen ist einzuwenden, dass auch die leibhaftige Subjektperspektive selbst-different gedacht werden kann: Auch sie kann im Zusammenspiel vieler Faktoren und Bedingungen (anderer *Medien,* d.h. anderer Selbst-Differenzen) zustande gekommen sein, von denen die Subjektperspektive nichts wissen kann, wenn sie im Selbstvollzug vorreflexiv gewiss ist, dass sie es ist, die dies oder jenes erfährt. Außerdem sind Wechselwirkungen zwischen beiden Perspektiven möglich. Nicht zu vergessen: Auch die Subjektperspektive kann „Oberfläche" für Identifikationen und Ontologisierungen sein. Das *Qualia-Subjekt,* die Erste-Person-Perspektive, *ist* das, was ich bin. Was alles an der Genese dieser Identifikation mitbeteiligt war und *submedial* in jedem ihrer Prozesse mitwirkt, fällt hier völlig unter den Tisch. Man sieht an diesem Beispiel auch, dass Subjekt und Bewusstsein unterschiedliche Bereiche abdecken. Bewusstsein (das Realisieren von Selbst-Differenz) kann bei Weitem nicht alles erfassen, was das Subjekt konstituiert. Auch die Unterscheidung von Subjekt- und Personperspektive weist also auf eine phantasmatische Architektur hin, die als real ausgegeben und ontologisiert (als Seinsweise ausgewiesen) sowie hierarchisch entfaltet wird.

2) Beim Außenverhältnis geht es um das Verhältnis des Subjekts zu Ordnungssystemen mit entsprechenden Gesetzmäßigkeiten: um eine Natur, ein Sein, eine höchste Macht, eine politische oder soziale Autorität, eine Sprache, eine Alterität. Das Subjekt ist hier Objekt einer normierenden Gewalt. Andererseits geht es um die Möglichkeit von Aktivität und Freiheit im Rahmen dieser Verhältnisse bzw. auch um die Möglichkeit der Relativierung oder gar Befreiung aus Ordnungssystemen. Dabei gibt es aber notwendigerweise Grenzen, die nicht überschritten werden können.

Ein Beispiel zur Verdeutlichung des Zusammenhangs von Ordnungssystem und Freiheitsspielraum innerhalb eines Lebenswerkes führt Foucault vor Augen. Bei Foucault vollzieht sich die *Genealogie* des Subjekts im Spielraum von Herrschafts- und Selbsttechniken. Foucault kritisiert das ahistorische, transzendentale und humanistische Subjekt, das auf einem historischen Apriori beruht, das diverse Wissenssysteme erzeugt. Foucault spricht ausdrücklich von *Genealogie* im Unterschied zur Archäologie. Bei ihm erscheint das Subjekt zunächst in Zusammenhang mit Wissenssystemen. In einer späteren Phase wird es zum Brennpunkt normierender Macht und tritt als Streben nach Autonomie in den Vordergrund. Hier schließen in seiner Nachfolge Kritiken an, wonach die Theorien rund um das Subjekt eurozentrisch und kolonialistisch sind, und mit einer bestimmten geschichtlichen Dynamik verbunden bleiben, die Ausschlussszenarien produziert (Frauen, Homosexuelle, Subalterne, Schwarze usw.): Das Subjekt ist bürgerlich, weiß, männlich, heterosexuell und es ist der Effekt von Machtverhältnissen, die es selbst – ebenso wie bestimmte Ausschlussszenarien – diskursiv und performativ aufrechthält. Zum Thema Diskurs- und Machtverhältnisse kommen beim späten Foucault noch so genannte *Technologien des Selbst* hinzu. Die „Ethik der Sorge um sich als Praxis der Freiheit" wird zum Punkt des Widerstandes gegen politische Macht. Das Subjekt kommt also in mehrfacher Form vor: als das historisierte, „diskurrierende" Subjekt, das laufenden Veränderungen ausgesetzt ist, als Sprecher eines Diskurses, der abhängig von Machtstrukturen ist, und als „freies" Subjekt, das sich laufend selbst herstellt. In dieser Foucault'schen Variante der Selbst-Differenz des Subjekts gibt es das Subjekt der Wissenssysteme, das Subjekt der Machttypen und das Subjekt der *Ethik des Selbst* im Zentrum einer nichtnormativen Ethik.

Anhand dieser kurzen Skizze lässt sich bereits erahnen, dass das Subjekt und seine Geschichte vielschichtige Verbindungs-und-Trennungs-Verhältnisse (VTV) bilden können. Das Subjekt kann erkenntnistheoretisch, ontologisch, ethisch, politisch, juristisch, sozialwissenschaftlich, psychoanalytisch usw. gemeint sein. Zu dieser Komplexität gehören andere Begriffe wie Person, Selbst, Ich, Bewusstsein, Selbstbewusstsein, Individuum, Für-sich-Sein, Dasein, Jemeinigkeit, Superposition usw., die ich hier nur streifen kann. Sie gehören alle zum Feld des Subjektbegriffs und zu dessen Selbst-Differenz. Sagen wir Subjekt, so meinen wir eine Selbst-Differenz (bzw. Selbst-Differenzen im Plural). Das heißt zunächst, dass man, sobald man ein klar definiertes Subjekt i. S. eines „Selbst" zu bilden versucht, immer schon mit anderem zu tun hat, das nicht ausgeblendet werden kann, und nicht nur mit etwas, das auf privilegierte Weise mit sich selbst identisch sein kann. Es ist also immer mit einer Selbst-Differenz zu rechnen. Selbst-Differenz kann einmal meinen, dass es *unterschiedliche Auffassungen* vom Subjekt gibt (*externe* Selbst-Differenz). Es kann aber auch darum gehen, den *Eigenaspekt* des Subjekts zu betonen, wobei dessen *interne* Selbst-Differenz zum Tragen kommt. Selbst-Differenz kann sich einerseits auf ein Spezifikum des Subjekts (*Gen. subjectivus*) und andererseits auf das Subjekt als Gegenstand einer Theorie (*Gen. objectivus*) beziehen. Bei Letzterem zeigt sich, dass auch die Theorien selbst-different sind: Es gibt unterschiedliche Ordnungssysteme, die unterschiedliche Subjekte normieren. Als Konstante erweist sich dabei, dass Subjekt in jedem Fall ein duales Verhältnis bezeichnet. Zusätzlich zu diesen beiden Bezügen von Selbst-Differenz (Subjekt, Ordnungssystem) wird sich ein weiterer Bezug als wichtig erweisen: Dieser dritte Bezug betrifft das *Prinzip* eines Ordnungssystems, das für den inneren Aufbau eines Ordnungssystems relevant ist. Dieser dritte Aspekt wird uns ermöglichen, eine weitere Facette zum bekannten Spektrum des Subjekts hinzuzufügen, die ich als *Apojekt* oder als das *unverfügbare Subjekt* bezeichnen möchte. Apojekt (von griech. *apo*, ohne, weg … von, und lat. *iacere*, werfen) soll jenen *unverfügbaren* Aspekt des Subjekts benennen, der von einem Ordnungssystem *weder ein- noch ausgeschlossen werden kann.*

2. Selbst-Differenz und Simulation

Beim Subjekt lässt sich regelmäßig der Zusammenhang mit Ordnungssystemen (OS) oder mit Ontologien feststellen, in die es eingebettet ist und die bestimmen, was genau dieses Subjekt sein soll, welche soziale Rolle es einnimmt oder wie es sozialisiert wird. Daraus resultiert oft das Problem, dass ein Subjekt seinen Selbst-Aspekt (seine *Differenz-für-sich*) mit einem Differenz-Aspekt verwechselt, mit dem es sich – bewusst oder auch unbewusst – identifiziert. Durch die Psychoanalyse wurde deutlich, wie konflikthaft diese Normierungen innerpsychisch sein können. In diesem Fall – in Hinblick auf Sozialisation ist es besser, von Regelfall zu sprechen – bestimmen die Ordnungssysteme den subjektiven Selbstaspekt der Selbst-Differenz und erzeugen eine Täuschung darüber, was das Subjekt für sein Eigenes hält. Daran knüpft sich die Frage, was dieses Eigene sein soll bzw. ob es so ein Eigenes überhaupt isoliert betrachtet geben kann. Was sich bei der Formulierung eines Eigenen in jedem Fall zeigt, ist jene Zweipoligkeit, die schon im Namen *Subjekt* aufscheint. Sie taucht regelmäßig auch bei Selbstbeschreibungen wie Person, Bewusstsein, Selbstbewusstsein oder Individuum auf.

Identifikationen sind immer auch in Zusammenhang mit Machtdiskursen zu betrachten. Dies findet sich z. B. auch in der „anthropologischen Grundlegung" phänomenologisch ausgerichteter Theologien. Der Subjektstatus wird dabei dadurch aufgewertet, dass in ihm, im „Seelengrund", Gott verborgen wirken soll. Auch dies ist ein VTV, in dem sich äußerste Nähe und äußerster Abstand ein Stelldichein geben. Leicht zu erkennen ist zudem, dass nicht nur das Subjekt selbst-different ist: Gott ist als Strukturmedium im theologischen Diskurs ebenso selbst-different. Das zeigen beispielhaft die christliche Trinität, die Auffaltung des Gottesbegriffs in drei Personen (VTV), sowie die Unterscheidung eines *kataphatischen* und eines *apophatischen* Gottesbegriffs in der negativen Theologie und in der Mystik, dem zufolge überhaupt *keine* Aussagen über Gott möglich sind, sogar nicht einmal die, dass es ihn gibt bzw. nicht gibt. Das Subjekt in einer höheren Macht zu verankern, verschiebt das Problem von Existenz also nur, ohne es zu lösen. Die Verschiebung auf ein „tieferes" Subjekt wirkt wie eine Immunisierung und letzte Bastion gegenüber dem Unauslotbaren und Offenen, in das Existenz seiner Bedeutung nach „hinaussteht". Das zeigt sich auch beim Gedanken der *deep incarnation* (Gregersen), bei der Idee, dass Gott sich im leidenden Geschöpf inkarniert und dieses Leiden mit erduldet, um die Schöpfung zu erlösen. Diese soteriologische Idee versucht, etwas Absolutes und Unberührbares zu etablieren, das sich den Einschreibungen von Gewalt- und Machtverhältnissen in Körper und Geist entzieht und auf einen Ort eschatologischer Erlösung ausgerichtet ist. Die Unterscheidung der Namensteile „Jesus" und „Christus" kann das verdeutlichen: Jesus soll einerseits das *verkörperte menschliche Individuum* sein, in das sich historisch Zeichen, Praktiken, Begehrensstrukturen und Machtverhältnisse einschreiben konnten. Christus bezeichnet dagegen – z. B. in der Prozesstheologie – den kosmischen Leib als Heilsraum für alles Lebendige. Ergänzen wir hier vielleicht gleich eine weitere, genderspezifische und intersektionelle Selbst-Differenz: Christus ist einerseits *Pantokrator*, männlich und weiß konnotiert, und andererseits zugleich mit weiblichen Attribuierungen versehen: Er ist sanftmütig, leidensfähig und unterwirft sich dem Willen des Vaters[28]. Unter diesem Aspekt steht er mit allen Menschen am Extrempunkt zum Offenen, Unauslotbaren und Unverfügbaren von Existenz, also eben dort, wo auch Mythen und Wissenschaft Erklärungen zu finden suchen.

Ontologie verstehe ich als historisch entstandenes und damit kontingentes, normatives Ordnungssystem mit ideologischen Implikationen[29]. Als Ordnungssystem (OS) formuliert es eine *Differenz-an-sich*, die das Subjekt als *Differenz-für-sich* normiert. Subjekt und OS stehen in einem (inneren) VTV. Dabei ist das Verhältnis von Erkenntnis und Wirklichkeit entscheidend, das für das jeweilige OS gilt. Dieses Verhältnis kann unterschiedlich interpretiert werden. Bereits das Wort Erkenntnis signalisiert eine einschneidende *Differenz*. Ohne diese Differenz würde alles einfach nur *sein*: Es gäbe dann gar keine Notwendigkeit, sich mit dem Verhältnis von Wirklichkeit und Erkennen auseinanderzusetzen, d. h. mit dem Verhältnis zur „Wirklichkeit", das in Ordnungssystemen für gewöhnlich nicht eigens reflektiert wird. Das heißt dann aber: Jedes OS ist eigentlich „nur" eine *Simulation* der *Art des Zugangs* zur Wirklichkeit, wobei entweder von einer Verbindung oder von einer Trennung ausgegangen wird, ohne dass nachgewiesen werden kann, dass die bevorzugte Wahl der *tatsächlichen* Seinsweise der Wirklichkeit entspricht. Folgt man dem *Radikalen Skeptizismus*[30], dann ist diese Ontologisierung zu vermeiden, da sie auf der Basis von Phantasmen erfolgt. Das ist die Crux des menschlichen Erkenntnisstrebens: Das ultimative, alles umfassende Begründungsprinzip ist dem Wissen nicht zugänglich. Das heißt folglich: Jede Art von Begründung muss *geglaubt* werden. Das gilt sowohl für das V-Phantasma des Realismus als auch für das T-Phantasma des Konstruktivismus. Realistische und konstruktivistische Ordnungssysteme mögen vielleicht der Ausdruck selbst-differenter existenzieller Seinsmodi sein. Ob dies tatsächlich so *ist*, kann jedoch nicht eruiert werden. Die skeptische Distanz bestimmt daher das Verhältnis zu diesen OS: Ihre Zugangsweisen haben den Charakter von Simulationen. Der jeweilige Zugang wird *phantasiert*.

---

28 Vgl. dazu Wendel 2023.

29 Diese OS sind *Formate* bzw. *Simulationen* und nicht Abbildungen einer Wirklichkeit-an-sich; Formate setzen konstitutive Phantasmen (*Ontologisatoren*) voraus und stellen Reaktionen auf eine existentielle Betroffenheit dar; diese Betroffenheit manifestiert sich in Dogmatismus, in Immunisierungstendenzen und in der Tendenz, das Modell/die Simulation ohne Bezug auf Kriterien der Verifikation zu ontologisieren.

30 Burda 2010.

Absolute Aussagen sind damit unmöglich und jedes OS ist nur relativ und kann entsprechend hinterfragt werden. Dazu folgendes Beispiel: Das griechische *hypokeimenon* stammt hauptsächlich aus der aristotelischen Substanzontologie und wurde später mit Subjekt übersetzt (Boethius). Die Substanzontologie wirkte bis in die Neuzeit hinein. Descartes' Substanzdualismus fasste noch das Subjekt als unräumliche *res cogitans* auf, der die ausgedehnte *res extensa* gegenüberstand. Mit dem einfach angenommenen Substanzbegriff gehen allerdings phantasmatische Zuordnungen einher: Der Stoff ist weiblich und passiv, das formende Prinzip dagegen männlich und universal. Diese Vorstellungen wirken auch in der Unterscheidung von Materie und Geist bzw. Kultur nach. Wie phantasmatisch diese Gleichsetzungen sind, zeigt der Vergleich mit anderen, nicht-europäischen Denkweisen. So hat etwa Philippe Descola, ein französischer Anthropologe, Kulturen im Amazonasgebiet untersucht und auch für unser Thema interessante Ergebnisse vorgestellt: Während der westliche Dualismus auf einer universalen Natur/Substanz beruht, gelten im so genannten *Perspektivismus* Natur und Kultur nicht als ontologisch getrennte Bereiche, sondern als relationale Kontexte beziehungsweise bewegliche Perspektiven. Die Art und Weise, wie zum Beispiel Menschen andere Wesen – Tiere, Geister, Tote, meteorologische Phänomene, Pflanzen, Objekte, Sterne, Artefakte – wahrnehmen, ist grundlegend zu unterscheiden von der Art, wie diese Wesen die Menschen und sich selbst wahrnehmen. So sehen zum Beispiel die hauptsächlichen Jäger des Regenwaldes, der Jaguar und die Anakonda, sowie die Geister sich selbst als *Subjekte*, die in ihren eigenen „Häusern", also in ihrer eigenen „Kultur", sind. Die Menschen gelten ihnen als (Beute-)Tiere, während die (Beute-)Tiere die Menschen als Geister oder (Jagd-)Tiere sehen. Die Tiere sind Menschen, das heißt Personen (Subjekte) mit eigener Kultur, Intentionalität, sozialem und zeremoniellem Leben. Ihre mit anderen Angehörigen der Spezies geteilten Körper sind eine Hülle oder Kleidung, die eine innere menschliche Form (den Geist des Tieres) verbirgt. Ein Schamane oder eine Schamanin kann sich auf diesen gekreuzten Perspektiven bewegen und die Gestalt von Tieren, Geistern oder Toten annehmen. Diesen kosmologischen Transformismus findet man nicht nur in Südamerika, sondern auch in Nordamerika, in Asien und in anderen tropischen Gebieten. So entsteht ein intersubjektives Mensch-Tier-Feld, da Tiere eine dem Menschen analoge Intentionalität besitzen. Bietet der westliche Dualismus von Natur und Kultur eine Vielzahl kultureller Unterschiede vor dem Hintergrund einer universalen und unwandelbaren Natur an, so ist es im amerindianischen Denken eine universale kulturelle Ordnung mit wandelbaren Körpern: Individualisierungsfaktor ist also nicht der Geist, sondern der *Körper*: Die Individuation der Existierenden und ihr Zusammenschluss zu Kollektiven erfolgt über ein Spiel von Identität und Kontrast. Der Körper ist der „große Differenzierer", der nur die Wesen derselben Spezies vereint. Gewohnheiten und Prozesse (etwa Essen), die den Körper konstituieren, sind grundlegend für das Entstehen von Identität und

Differenz. Verwandtschaft bildet sich in Angleichung durch Teilung körperlicher, sexueller und nutritiver Flüssigkeiten. Die Natur ist hier weder transzendente Instanz noch etwas, das sozialisiert werden müsste, sondern das Subjekt einer sozialen Beziehung, eine Verlängerung des Hauses in den Urwald, der nicht von Menschen allein bewohnt wird. Der Körper ist nicht das passive Erbe einer gemeinsamen Substanz wie im Westen, sondern Akt und Differenzierung. Während im westlichen Denken der Singularität des Geistes die „Furcht, uns in ‚Unseresgleichen' nicht wiederzuerkennen", entstehen lässt, löst die Möglichkeit der Metamorphose die umgekehrte Furcht aus, Mensch und Tier nicht mehr unterscheiden zu können. Eine besondere Variante ist dabei die Furcht, im Tierkörper das Menschliche zu erkennen (Gefahr des Kannibalismus).

Ebenso wie im europäischen Denken spielen auch im indigenen Denken Vorstellungen von Verbindung und Trennung die Hauptrolle beim Aufbau der entsprechenden ontologischen Architektur. Mit dieser Gemeinsamkeit kehren wir wieder zum Thema Subjekt zurück. Dass absolute Aussagen unmöglich sind und jedes OS nur einen *relativen* Anspruch erheben kann, hat Folgen für das Verhältnis von OS und Subjekt: OS und Subjekt sind zugleich miteinander verbunden und voneinander dadurch getrennt, dass An-sich und Für-sich nicht das Gleiche sind. Jedes OS kann deshalb in seinen Aussagen auch nur in einem *relativen Sinn* über „sein" Subjekt verfügen. In diesem Zusammenhang ist auch nicht zu vergessen, dass zwischen OS und Subjekt ein *mediales* Verhältnis besteht, d. h. das OS und das Subjekt mediatisieren einander: Das Subjekt normiert das OS und das Subjekt wirkt normierend auf die Theorie des OS ein. Die Ideengeschichte bringt diese Wechselseitigkeit vielfältig zum Ausdruck: OS werden dadurch umgewandelt, dass sich denkende Subjekte um neue Erkenntnisse bemühen, was hauptsächlich dann der Fall ist, wenn Unzulänglichkeiten im alten Denksystem offensichtlich werden.[31]

Abschließend sei noch auf eine besondere phantasmatische Aufladung der abendländischen Denkgeschichte hingewiesen: Das abendländische Denken ist geprägt von einer Hinwendung zum Sein in einem affirmativen und positiven Sinn, der besonders nach Auschwitz (Adorno) oder Hiroshima (Anders) in Zweifel gestellt wurde. Sein hat seinen Gegenbegriff im *Nichts*, genauer: im relativen Nichts i. S. einer Negation von etwas (*nihil relativum*)[32]. Ein absolutes Nichts soll dagegen weder denk- noch vorstellbar[33] sein. Der Begriff Nichts weist allerdings dennoch

31 Die Frage ist, ob es dabei um einen Bruch gehen muss. Ich würde eher von einem VTV ausgehen, da kein OS beanspruchen kann, das gesamte Feld zu normieren. Die Gegenposition – nämlich den Bruch – vertritt etwa Sartre in das *Sein und das Nichts* (2009).

32 Siehe dazu auch Bloch 1985 sowie Sartre 2009.

33 Parmenides schreibt über zwei Wege der Forschung: Einer zeigt, dass Seiendes ist und dass es unmöglich ist, dass es nicht ist. Der andere behauptet, dass es Nichtsein notwendig geben muss. Der erste Weg ist der Weg der Wahrheit: Seiendes ist und Nichtsein ist nicht. Das Nichtseiende kann man weder erkennen noch denken oder sprechen.

auf eine Selbst-Differenz des *Sein* hin: Sein ist – so besonders auch im östlichen Denken – *Sein-sive-Nichts* bzw. *Nichts-sive-Sein*[34]*: Es „vibriert" über leerem Nichts.* Darüber können die gängigen Affirmationen nicht hinwegtäuschen.

Außer diesem Hinweis auf den dunklen Gegenpart zum Sein sind zwei Begriffe wichtig, auf die ich mich im Folgenden beziehen werde: Es handelt sich um „an-sich" und „für-sich". Beide Ausdrücke haben in der substantivierten Form An-sich und Für-sich eine wechselhafte Geschichte durchlaufen. Die substantivierte Form An-sich meint formell das Sein als Sein. Das Verständnis von an-sich ist – besonders seit Aristoteles – Seinsverständnis. Spätestens seit Kant steht an-sich im Gegensatz zu für-sich i. S. eines subjektiven Bezuges. An-sich und Für-sich bilden in diversen OS ein VTV, ein Verhältnis von Verbindung und Trennung, dessen Basis phantasmatisch ist. Der Wechsel zwischen Ordnungssystemen bzw. das Erstellen neuer Ordnungssysteme geschieht auf dieser Basis.

Denken heißt dagegen, Seiendes denken. Denken ist Seinsdenken. Auf das Sein bezogen findet sich die Wendung *kat auto* erstmals bei Parmenides. Plato schreibt sie den Ideen zu, im Unterschied zu den an ihnen teilhabenden Dingen. Dennoch muss das Nichtseiende gedacht werden, um diese Identität von Sein und Denken zu formulieren, die darauf beruht, dass es mit dem Nichtseienden nichts ist. Es bedarf der Negation, um das Positive zu denken. Sophisten wie Gorgias behaupten, dass es weder Nichtseiendes noch Seiendes gibt. Doch selbst in dieser Aussage, dass es überhaupt nichts gibt, steckt eine Negation und damit ein Nichts, das es doch irgendwie gibt. Wenn es Nichtseiendes doch irgendwie gibt, dann kommt ihm paradoxerweise zugleich Sein wie Nichtsein zu, was aber widersinnig ist, woraus geschlossen werden kann, dass es das Nichtseiende gar nicht gibt. Siehe dazu Lütkehaus 2010.

34 Vgl. Nishitani 1986.

3. Selbst-Differenz und Subjekt

Ich möchte nun den bereits mehrfach strapazierten Begriff Selbst-Differenz genauer ausloten. Ausgegangen sind wir vorher von der Beobachtung, dass wir mit dem Subjekt in jedem Fall eine Selbst-Differenz meinen und einen Dualismus zur Thematisierung benötigen. Selbst-Differenz hat sich nicht nur in Bezug auf das Subjekt als relevant erwiesen, sondern auch in Bezug auf das Ordnungssystem (OS), das das Subjekt als selbst-different ausweist. Der Begriff Selbst-Differenz ist daher im Folgenden in dreierlei Hinsicht relevant: 1) in Bezug auf das Subjekt, 2) in Bezug auf das OS und 3) in Bezug auf das Prinzip des OS.

1) Präzisieren wir zunächst das Verhältnis von Subjekt und Selbst-Differenz genauer und schlüsseln wir auf, was unter der *Selbst-Differenz des Subjekts* verstanden werden kann. Was kann Selbst-Differenz in Bezug auf das Subjekt heißen? Nun, Selbst-Differenz kann zunächst einmal meinen, dass es unterschiedliche Auffassungen vom Subjekt gibt (unterschiedliche phantasmatische Architekturen des Verhältnisses von An-sich und Für-sich; *externe* Selbst-Differenz). Hier ist Subjekt das Objekt, über das in einem Ordnungssystem befunden wird.[35] Es kann aber auch darum gehen, den Eigenaspekt des Subjekts zu betonen, also den Selbstaspekt im Wort Selbst-Differenz. Einmal geht es um den Differenzaspekt im Subjektbegriff, der sich z. B. aus dem OS ergibt, welches das Subjekt (und z. B. seinen Freiheitsgrad) normiert. Ein anderes Mal geht es um den Selbstaspekt des Subjekts. Diese beiden Aspekte sind in einem VTV von Innen- und Außenverhältnissen verschränkt und sorgen für einige Verwechslungen und wechselseitige Abhängigkeiten.

Gehen wir nun folgender Unterscheidung nach: Selbst-Differenz kann sich a) auf ein Spezifikum des Subjekts (*Gen. subjectivus*) und b) auf das Subjekt als Gegenstand einer Theorie (*Gen. objectivus*) beziehen.

a) Selbst-Differenz kann als Spezifikum des Subjekts verstanden werden (*Gen. subjectivus*). Hier geht es um den Selbst- wie um den Differenzaspekt des Subjekts. Selbst-Differenz gehört dann gleichsam „wesensmäßig" zum Subjekt als dessen *property* und besteht darin, sowohl im internen als auch im externen VTV bestimmend zu sein. Es gibt im Innenverhältnis eine Interiorität und eine Exteriorität und ebenso im Außenverhältnis. Äußere und innere Exteriorität greifen ineinander (Sozialisation, OS, Theorien, Praktiken) und wirken auf das innere Selbstverhältnis ein, formen es teilweise mit, mediatisieren es. Die inne-

35 Aus der Perspektive der medialen Ontologie ist das objektivierte Subjekt ein *Mediat*.

re Selbst-Differenz des Subjekts bildet mit der Selbst-Differenz des jeweiligen OS ein VTV[36].

b) Steht dagegen das Subjekt als Gegenstand einer Theorie im Fokus (*Gen. objectivus*), dann bezieht sich der Ausdruck Selbst-Differenz auf unterschiedliche Auffassungen vom Subjekt, so z. B. auf das Subjekt bei Descartes, bei Kant, bei Foucault, bei Heidegger, bei Althusser, bei Freud, bei Lacan usw. Diese Auffassungen bilden ein *externes* VTV in Bezug auf das Subjekt[37]. Die beiden Aspekte (1, 2) sind miteinander in externen VTV verschränkt und werden oft vermischt: Es geht um den – oft vermeintlichen – Eigenaspekt des Subjekts (1) vor dem Hintergrund von theoretischen Ordnungssystemen (2). Diese Verschränkung schärft nach, was an der Selbst-Differenz problematisch ist: Die Verschränkung ist ein VTV von *exteriorer Interiorität* und *interiorer Exteriorität.*

In jedem Ordnungssystem steht das „Subjekt" (als relative *Differenz-für-sich*) in einem Verhältnis zum Ordnungssystem, zu einer Rahmenontologie im Hintergrund (relative *Differenz-an-sich*). Die Theorien können dabei von einem tatsächlichen Für-sich ausgehen (Realismus) oder dieses Für-sich als Verkennung ausgeben, weil es nur ein Konstrukt äußerer Machtverhältnisse darstellen soll (Foucault, Butler). Das Subjekt täuscht sich dann darüber, was es wirklich ist, es ist z. B. nur Effekt neuronaler Vorgänge oder Effekt sprachlicher Strukturen. Die Frage ist allerdings, auf welcher Grundlage die Konstruktion greifen kann. Es besteht jedenfalls eine wechselseitige Abhängigkeit, was eine *Ambivalenz* von Verfügt-Werden und Verfügen impliziert. Für unseren Diskurs geht es angesichts der vielfältigen Theorien um Orientierung und um die Frage, was es ermöglicht, unterschiedlichen „Anrufungen" nachzukommen, Identifikationen zu lösen bzw. zwischen den OS zu wechseln. Die Frage betrifft das Verhältnis der beiden Genitive, das Verhältnis „subjektiv" und „objektiv". Das Subjekt, die Differenz-für-sich, übernimmt für gewöhnlich eine „objektive" Zuschreibung und identifiziert sich damit (Sozialisation). Es kann sich aber auch de-identifizieren. Doch was ist hier das Subjekt bzw. der Selbst-Aspekt im Wechsel?[38]

---

36 In diesem Fall ist die Frage, ob es eine Auffassung vom Subjekt geben kann, die jenem diesen Selbst-Aspekt *unabhängig* von einem Ordnungssystem zuschreiben kann. Wie bereits ausgeführt wurde, ist dies üblicherweise nicht der Fall: Das Charakteristische eines Subjekts ist abhängig vom jeweiligen OS. Obwohl diese Möglichkeit scheinbar ausgeschlossen ist, lohnt es sich vielleicht, genau dieses Thema anders zu denken.

37 Das gilt natürlich auch im Radikalen Skeptizismus (RS). Auch hier ist das Subjekt Gegenstand der Theorie: Der RS ist als OS das relative An-sich, das durch ihn normierte Subjekt das Für-sich, das zunächst dem Prinzip Selbst-Differenz unterworfen ist.

38 Ist es das alte, persistierende Stratum? Ist es das Gleiten von Signifikanten und ein Wechsel von Herrensignifikanten? Ist es der performative Selbstvollzug? Ist es das Resultat einer Anrufung und Umwendung? Oder geht es um etwas ganz Anderes?

Der Schlüssel, um diese Frage zu beantworten, liegt im *Phantasma*. Im „Kern" ist „Subjekt" ein Name für vielfältige Phantasien über uns selbst, darüber, was wir in bestimmten Kontexten sind, was wir sein können, wie wir entstanden sind, wie wir uns selbst schaffen, welchen Orten wir entstammen, was wir zu überschreiten suchen, und darüber, was mit uns in einem Verhältnis steht. Subjekt ist ein Name für eine Durchdringung von Eigenem und Anderem, eine sich ereignende Selbst-Differenz, die phantasmatische Architekturen darüber bildet, was es ist und wie es mit allem zusammenhängt. (Auch das ist natürlich eine Aussage auf phantasmatischer Basis.) Im Ereignen von Selbst-Differenz kommt eine *Virtualität* zum Ausdruck, die dem Subjekt existenziell sowohl widerfährt als auch von ihm (aus) agiert wird. Wenn wir von „Subjekt" sprechen, dann ist eine Art Selbst-Differenz bereits *grammatikalisch* gegeben: Das Subjekt ist etwas Allgemeines, zugleich ein besonderer Spezialfall davon und ein Individuelles. Jedes Subjekt hat an all diesen Kategorien Anteil. Bereits hier, also rein sprachlich und noch nicht ontologisch argumentiert, lässt sich erstens feststellen, dass jedes Subjekt zugleich *singulär* und *plural* ist. Außerdem hat es einen Selbst- und einen Differenzaspekt. Jedes OS legt fest, was der Selbst- und was der Differenzaspekt ist. Zweitens lässt sich feststellen, dass das, was diese Unterscheidungen und Abstraktionen möglich macht, das Vermögen der *Einbildungskraft* ist, durch die Verbindungen und Unterscheidungen zwischen unterschiedlichen Ebenen und Referenzen hergestellt werden können. Das eben über grammatikalische Abstraktionen Gesagte lässt sich verallgemeinern: Wann immer wir uns als Subjekte zu etwas (Eigenem, Anderem) in Bezug setzen, öffnen sich zwei Pole in einer phantasmatischen Architektur. *Menschliche* Subjekte zeichnet aus, dass sie solche Architekturen herstellen, um sich ihr Leben und ihre Existenz zu erklären. Dadurch bestimmen sie sich als Menschen (Abgrenzungen zum Tier, zu Dingen, Geistern …). Die Grundlage für diese VTV sind Phantasmen der Verbindung und Trennung.

Um es hier noch einmal zu wiederholen: Im „Kern" ist „Subjekt" ein Name für vielfältige Phantasien über uns selbst, darüber, was wir in bestimmten Kontexten sind, was wir sein können, wie wir entstanden sind, wie wir uns selbst schaffen, welchen Orten wir entstammen, was wir zu überschreiten suchen, und darüber, was mit uns in einem Verhältnis steht. Subjekt ist ein Name für eine Durchdringung von Eigenem und Anderem. Mein Vorschlag ist: Fassen wir es als *eine sich ereignende Selbst-Differenz* auf, die phantasmatische Architekturen darüber bildet, was es ist, wovon es sich unterscheidet und wie es mit allem zusammenhängt.[39]

39 Auch das ist natürlich eine Aussage auf phantasmatischer Basis. Das Subjekt ist ein Trickster, der sich von Netz zu Netz, von OS zu OS weiterbewegt. Es verschwindet in manchen Kontexten und taucht anderswo in anderer Gestalt wieder auf. Das Subjekt verfügt über eine Sprengkraft, über ein revolutionäres Potenzial. Es kann explodieren

4. Selbst-Differenz und Ordnungssystem

Nicht nur das Subjekt ist eine vielschichtige Selbst-Differenz. Die Selbst-Differenz findet sich auch in allen Ordnungssystemen(OS), die von Subjekten erstellt werden. Problematisch an den OS ist, dass diese zwar die Selbst-Differenz des Subjekts thematisieren, nicht aber ihre eigene. Was heißt das nun, wenn wir den bislang besprochenen relativen Aussagen über das Subjekt das vorhin angesprochene *Apojekt* (von griech. *apo*, weg ... von, ohne, und lat. *iacere*, werfen) gegenüberstellen? Das Apojekt soll jenen *unverfügbaren* Aspekt des Subjekts bezeichnen, der von einem Ordnungssystem *weder ein- noch ausgeschlossen werden kann*. Diese Aussage muss also auch für den von mir vertretenen *Radikalen Skeptizismus* (RS) gelten. Sie ist paradox, weil sie eben doch von einem OS getroffen wird. Die Paradoxie stellt somit eine besondere Anforderung an das OS, das sich auf das Apojekt beziehen möchte. Es muss so aufgestellt sein, dass es der behaupteten Unverfügbarkeit gerecht wird. Die Unverfügbarkeit muss für das OS und für das Subjekt dieses OS gelten. Wenn es gelingt, diese Anforderung zu erfüllen, dann kann daraus - jetzt in Bezug auf die PTW - die These erwachsen, dass das *unverfügbare Subjekt* der eigentliche Adressat therapeutischer Ausrichtungen ist. Um das zu argumentieren, werde ich mich auf das VT-Paradigma des RS beziehen. Das OS des RS wird der angesprochenen Paradoxie dadurch Aufmerksamkeit schenken, dass der RS das von ihm aufgestellte *Prinzip der Selbst-Differenz* auf sich selbst anwendet. Dies ist deswegen notwendig, weil sich der RS sonst ad absurdum führen würde. Diesem Thema wird im nächsten Kapitel Raum gegeben. Zunächst soll der Radikale Skeptizismus näher charakterisiert werden.

Der *Radikale Skeptizismus* ist ein an die „Wurzeln" gehender Skeptizismus, der nicht nur die erkenntnistheoretischen Positionen des Realismus und des Konstruktivismus kritisch hinterfragt, sondern auch sich selbst. Dabei stützt er sich auf die Untersuchung der Art und Weise, wie das Verhältnis von Erkennen/Wissen und Wirklichkeit gestaltet ist. Der Realismus geht von einer Vorstellung der Verbindung, der Konstruktivismus von einer Vorstellung der Trennung aus. Für den Skeptizismus liegt darin eine Gleichmächtigkeit der Argumente (*Isosthenie*), da de facto nicht entschieden werden kann, welche Position in letzter Hinsicht gilt. Um dies feststellen zu können, würde es eines absoluten Standpunktes außerhalb des Erkenntnisvermögens bedürfen, über den wir aber nicht verfügen. Der Skeptizismus darf daraus nun nicht seinerseits die Prämisse ableiten, dass diese *Isosthenie* Ausdruck einer letzten Wirklichkeit *ist*. Wenn er dies behauptet, würde er selbst zum Realismus werden. Er darf aber ebenso wenig ableiten, dass daraus ein Kons-

---

wie implodieren. Das zeigt sich besonders dort, wo ihm der Garaus gemacht werden soll, etwa in der postmodernen Rede vom „Ende des Subjekts".

truktivismus folgen muss. Beides wären Ontologisierungen, die zu vermeiden sind. Aus der kritischen Selbstbefragung darf daher keine herkömmliche Ontologie abgeleitet werden. Der RS muss vielmehr die *Fragilität* von allem vertreten. Dadurch, dass der Skeptizismus sich selbst radikalisiert und auf der Fragilität von allem beharrt, die nicht einfach ontologisiert werden darf, wird eine *apophatische* Note in den Mittelpunkt[40] gerückt. Die apophatische Note betrifft das gesamte *mediale Feld* und eben auch das Subjekt, das unter diesem Vorzeichen zum *Apojekt* wird. Apojekt bezeichnet etwas am/im Subjekt, von dem nicht einmal behauptet werden kann, dass es das nicht gibt. Es kann von herkömmlichen Ontologien weder erschöpfend eingeschlossen noch kann es ausgeschlossen werden. Es befindet sich als weder ein- noch auszuschließende Möglichkeit jenseits dieser beiden Unmöglichkeiten.

Das stellt natürlich auch die Frage nach der Phänomenalität des Apojekts in den Raum. Statt Phänomenalität bietet sich hier der passendere Begriff *Phänomedialität* an:[41] Wenn im medialen Milieu alles als Medium aufgefasst werden kann, dann ist auch das Apojekt Medium und in einem VTV mit dem gesamten medialen Feld. Medien i. S. *apophatischer Subjekte* zeichnet generell aus, dass es sie nicht „wirklich" geben muss, weil wir nicht sagen können, ob es sie tatsächlich gibt oder nicht. Wir können daher nicht einmal behaupten, dass es das Apojekt nicht gibt. Genau darin liegt aber die *ethische Bedeutung* des Begriffs. Sein Wert liegt in der Orientierung an etwas Unverfügbaren, das vielleicht der „natürlichen Einstellung" (Husserl) widerspricht. „Natürliche Einstellungen" werden sowohl im alltäglichen Leben als auch in der Wissenschaft einfach geglaubt und bilden die Basis vielfältiger Identifikationsprozesse. Genau diese Identifikationen können jedoch – so auch im therapeutischen Setting – in Frage gestellt werden. Folgt man dem Grundgedanken der wechselseitigen Mediation, dann lässt sich erahnen, dass die therapeutisch angestrebten Veränderungsprozesse auch *beide* beteiligten Personen betreffen müssen. Inwiefern auch die Einstellung der behandelnden Person betroffen ist, zeigt folgende kurze Vignette aus der Intensivpsychiatrie: Eine psychotische, schwer suizidale Frau muss vom behandelnden Arzt nach einem durch Neuroleptika induzierten Herzstillstand gegen ihren Willen untergebracht, fixiert, zwangsernährt und weiter medikamentös behandelt werden. Der Arzt hat Bedenken (also *Zweifel*) wegen der Massivität seiner Interventionen. Im Zuge der Supervision merkt er jedoch, dass sein Gebrauch der institutionalisierten und legitimierten Machtmittel nicht gegen

40 Traditionell wird der Begriff des Apophatischen i. e. S. in Zusammenhang mit der *Negativen Theologie* und der Mystik sowie in der ostkirchlichen Theologie verwendet. Pseudo-Dyonisius etwa weist alle *kataphatischen* Bestimmungen Gottes zurück, da von Gott kein gegenständliches Wissen möglich sein kann. Es kann nicht einmal gesagt werden, dass es Gott nicht gibt.

41 Vgl. dazu Burda 2011.

die Person als solche gerichtet ist, sondern gegen das Inhumane, dem die Patientin in der Psychose hilflos ausgeliefert ist. Seine „natürliche Einstellung" ist zunächst genauso „psychotisch" wie diejenige seiner Patientin: Er hat die Patientin, ebenso wie jene sich selbst, mit ihrem Wahn (*interne* Selbst-Differenz) und mit den aus dem externen (diagnostischen) OS stammenden Zuschreibungen identifiziert. Zu zweifeln, d. h. einen Abstand (Trennung) einzuführen, und die Patientin auf etwas ganz Anderes und nicht mehr Fassbares (*Apojekt*) auszurichten, war insofern heilsam, als er nun merkt, dass es ihm eigentlich um eine *ethische* Entscheidung ging. Ethik hat vor allem mit der Entscheidung darüber zu tun, *wen der Tod trifft und wen nicht.*[42] In diesem Sinn meint auch Lévinas, dass in der ethischen Situation die Verantwortung dafür übernommen werden soll, ob den anderen der Tod trifft oder nicht: Das erste Gebot der Ethik ist der *an-archische Appell*[43] „Du wirst nicht töten".[44] In diesem Sinn steht der behandelnde Arzt gegen das traumatische Inhumane buchstäblich „vor dem Tor zur Hölle" (sein O-Ton) und vertritt die Humanität einer besseren „Welt", für die er eintreten möchte. Zugleich realisiert er jedoch auch, dass die Inhumanität im Herzen seiner eigenen Humanität eingeschlossen ist, was sich etwa im Gebrauch an sich inhumaner Praktiken (Fixieren, Medikation, Zwangsernährung) manifestiert. Er merkt zudem, dass es nicht bloß um die Patientin, sondern existenziell auch um ihn selbst bzw. um die absolute *Fragilität* s/einer „Welt" geht, in der er und seine Patientin einen Platz haben sollen. Im Durchgang durch den anfänglichen und methodisch genutzten Zweifel bildet sich im Zuge der weiteren Behandlung eine intensive Beziehung. Es gelingt ihm, sich auf die Patientin unabhängig von ihrem psychotischen „Bühnenbild" zu beziehen. Sie, die zeit ihres Lebens von anderen auf Vorstellungen reduziert wurde, die sie entsprechend internalisiert hatte, wird nun vielleicht zum ersten Mal nicht mehr darauf reduziert: Sie wird weder auf „ihre" psychotische Vorstellung von sich (Missbrauch, Gewalt) noch auf eine Diagnose und Prognose reduziert. Was die Patientin unabhängig von diesen Zuschreibungen sein könnte, ist nun interessanterweise nicht mehr vorstellbar, sondern bleibt *unverfügbar.*

Was an diesem Beispiel auch deutlich wird, ist die unverzichtbare Rolle des *Bewusstseins.* Bewusstsein verstehe ich als „Medium des Realisierens von Selbst-Differenz". Realisieren kann einerseits als „verwirklichen" (i. S. von agieren) und andererseits als „verstehen" aufgefasst werden. Im geschilderten Beispiel ist zu erkennen, dass die bewusste Haltung des Arztes einer *trivialen* Form von Bewusstsein entspricht, die noch nicht realisiert, wie sehr er mit der Patientin identifiziert ist: Inneres und äußeres VTV sind hier noch vermischt. Erst die Supervision ermöglicht ihm eine Differenzierung und ein *Verstehen* der Situation bzw. auch des-

42 Vgl. Badiou 2003.

43 Vgl. Lévinas 2008.

44 Siehe auch Burda 1998; 2008.

sen, was Selbst-Differenz meint. Dazu ist ein Zurücktreten aus der unbewussten Verbindung notwendig. Die alte Verbindung wird getrennt und eine neue kann eingegangen werden. Das Verstehen der Dynamik von Verbindung und Trennung ermöglicht dem Subjekt, sich auf eine *nicht-triviale* Art zur Existenz unter der Bedingung von Selbst-Differenz zu verhalten: Der Arzt setzt sich der Komplexität von Selbst-Differenz aus und übernimmt – nun nicht aus einer bloßen Pflicht, sondern aus *Freiheit* – Verantwortung. Er nimmt die Position einer *Differenz-für-sich* sowohl zur internen als auch zur externen Selbst-Differenz in Anspruch, wodurch sich auch der Subjektstatus seiner Patientin verändert. Das Subjekt trennt sich von der Selbst-Differenz des Feldes, um sich *anders* damit verbinden zu können. Das Subjekt vollzieht nicht nur eine Trennung vom distributiven Verbund des An-sich des Feldes, sondern geht eine andere, *ethisch* relevante Verbindung zum Feld der Selbst-Differenz ein.

Das Subjekt der Selbst-Differenz ereignet sich dadurch selbst-different, da sich Verbindung und Trennung nicht nur notwendigerweise ereignen. Seine Selbst-Differenz erschöpft sich nicht nur in einer trivialen Form, sondern zeigt zugleich auch eine *nicht-triviale* Form: als Freiheit-zu-sich und Freiheit-von-sich. Eine selbst-differente Freiheit-zu-sich wie eine selbst-differente Freiheit-von-sich zu proklamieren, verlangt aber nicht nur, dass das Subjekt sich selbst-different zum Feld verhalten kann: Das gesamte Feld muss so gedacht werden. Wir haben deshalb zwei besondere Formen von Differenz an *beiden* Polen zu bedenken, eine *Differenz-an-sich* und eine *Differenz-für-sich*. Der vollständige Umriss, das vollständige VTV einer selbst-differenten Selbst-Differenz, lässt sich aus der genaueren Analyse des *Apophatischen* gewinnen, wobei zwei Formen von Differenz unterschieden werden können. Das Apophatische betrifft sowohl die *Unauslotbarkeit* des medialen Feldes (An-sich) als auch diejenige des Subjekts (Für-sich), das sich „in" der Öffnung ereignet und sich zur Selbst-Differenz zu verhalten beginnt. Damit liegt eine ontologische Gleichwertigkeit vor:

- Die Differenz-an-sich wirkt distributiv, universell und inklusiv. Sie entspricht einem *Für-alle* i. S. jener Verbundenheit, die das Für-sich mit allem gemeinsam hat. Mit diesem Selbst-Aspekt der Differenz-an-sich wird aber auch eine Differenz ereignet, die ermöglicht, dass das Für-sich in dieser Öffnung auftauchen und sich zu den Bedingungen seines Auftauchens – d. h. zum Gesetz der Selbst-Differenz – verhalten kann. Hat es diese Bedingung in der „natürlichen Einstellung" zunächst nur *agiert* (Bewusstsein in einem *trivialen* Sinn), so kann es durch das *Verstehen* dieser Bedingtheit (Bewusstsein in einem *nicht-trivialen* Sinn) eine neue Haltung einnehmen. Diese reflektierte Form des Für-sich lässt sich auch als *Selbst-Selbst-Differenz* bezeichnen.
- Die *Differenz-für-sich* ist im Unterschied zur Differenz-an-sich zunächst exklusiv, attributiv und singulär. Ohne Differenz dazu ist das Verhältnis zum

An-sich aber noch nicht in vollem Umfang selbst-different: Das Für-sich wäre noch nicht jenes Trennende, das erneut Verbindungen eingehen kann. Ist das Für-sich im ersten Fall frei von der Differenz-an-sich und frei zu-sich-selbst, so wird sie im zweiten Fall frei von-sich-selbst und frei zur Differenz-an-sich des medialen Feldes, auf das sie sich wieder verbindlich einlassen kann.

5. Selbst-Differenz und Prinzip

Das klinische Beispiel hat verdeutlicht, dass es nicht um eine blutleere Thematik geht. Das Beispiel hat vielmehr direkt in die „Tiefe von Kontingenz“ (Cavell) geführt. Was zur Diskussion steht, ist der Umgang mit der *conditio (in-)humana*, d.h. der Umgang mit den unmenschlichen Bedingungen von Existenz, mit der existenziellen „Wucht“, die uns „durchdringt“. Im Ereignen von Selbst-Differenz kommt eine existenzielle *Virtualität* (Wirkmächtigkeit) zum Ausdruck, die dem Subjekt sowohl widerfährt als auch von ihm ausgeübt wird. Subjekt ist zunächst nur das konkrete, existenzielle Erscheinen dessen, was dann theoretisch im Rahmen einer bestimmten Ontologie zu erfassen versucht wird: in einer Ontologie A, B oder C. Von der Ontologie C aus gedacht bedeutet *Existenz*, dass das Subjekt von einer *realen Virtualität* (Wirkmächtigkeit) betroffen oder durchdrungen wird, die sich in allen Lebensbereichen und Lebensvollzügen kundtut. Real deshalb, weil dies als „wirklich“ erlebt wird. Was „Subjekt“ genannt wird, existiert „bereits“ handelnd, denkend, fühlend, phantasierend, sprechend, träumend etc. Es bildet multiple VTV aus: Es *durchdringt, wovon es durchdrungen wird, es mediatisiert und wird mediatisiert.* Derart setzt es sich –als *singulär plural existierende Selbst-Differenz* – zum Offenen von Existenz, zu anderen und zu sich selbst in Beziehung[45]. Das vermag es aber nur dadurch, dass es selbst vollziehen kann, wovon es konstituiert wird: Es kann sich aus Verbindungen lösen und es kann neue Verbindungen eingehen. Diesbezüglich hat es auch *keine* Wahl. Unter der Bedingung von Selbst-Differenz zu existieren, legt ihm auf, sich mit diesen Bedingungen auseinanderzusetzen.

Warum das so ist, erschließt sich ihm nicht. Hier stehen einander Glaube und Wissen gegenüber. Das Subjekt muss sich jedenfalls mit seinem existenziellen „Rohstoff“ auseinandersetzen, um ihm *Sinn* und Orientierung abzuringen und das Überleben zu ermöglichen. Dazu benötigt es Phantasmen der Verbindung und der Trennung. Ohne sie kommt kein Ordnungssystem aus. Phantasmen sind deshalb nicht bloß trügerische Illusionen, die einer „wirklichen Realität“ entgegengesetzt sind. So zu denken, ist bereits eine Phantasie: Sie suggeriert, dass gewusst werden kann, wie und was *die* Realität *ist.* Phantasmen sind aber keine einfachen Illusionen, sondern strukturbildende *Ontologisatoren*: Sie legen ontologische Rahmenbedingungen fest, wie Menschen sich ihre Existenz erklären. Sie drücken Bedürfnisse aus und haben Schutzfunktion. Und sie beinhalten ein enormes Wandlungs- und

45 Die Differenz-für-sich des Selbstmoments einer Selbst-Differenz ist gleichursprünglich immer auch bei-anderen und ereignet sich als Differenz mit-sich-selbst und als Moment des Sich-selbst. Das VTV ereignet sich simultan als gleichzeitige Trennung und Verbindung und als Durchkreuzung jeder Fixierung auf eine reine Präsenz oder Repräsentation einer solchen (vgl. dazu Burda 2024b).

Konfliktpotenzial, was in vielfältig miteinander konkurrierenden OS zum Ausdruck kommt.

Die vielfältigen OS sind nur durch eine phantasmatische Dynamik von Verbindung und Trennung möglich. Diese Dynamik steht daher im Zentrum der Epistemologie des RS, die eine ganz bestimmte Zielrichtung verfolgt. Der RS wendet sich sowohl gegen Ontologisierungen des Realismus (*Mythos der Unmittelbarkeit*) als auch gegen jene des Konstruktivismus (*Mythos der Mittelbarkeit*): Der Realismus vertritt ein dominantes V-Phantasma (*Ontologie A*), der Konstruktivismus ein dominantes T-Phantasma (*Ontologie B*). Realismus und Konstruktivismus unterscheiden sich hinsichtlich ihres *Fundamentalphantasmas*. Das Fundamentalphantasma beider Denkweisen kann nicht verifiziert werden: Wir können keine Position außerhalb einnehmen, um zu bestätigen, dass entweder A oder B stimmt.[46] Was aber festgestellt werden kann, ist, dass beide Denkweisen (A, B) Verbindung UND Trennung als Voraussetzung haben. Wenn nun die beiden Fundamentalphantasmen durchquert werden und wenn im Gegensatz zu beiden V und T *gleichmächtig* gedacht werden, dann ergibt das eine neue Ontologie C (*Ontomediologie*), die den Vorteil (oder – je nach Blickwinkel – Nachteil) hat, dass Relativität, Fragilität und eine *apophatische Unverfügbarkeit* ins Spiel kommen, die natürlich nicht nur A und B betreffen, sondern auch C. Denn auch C muss das eigene Scheitern mit ins Kalkül ziehen. Im Gegensatz zu A und B können aber genau durch dieses Eingeständnis einfache Ontologisierungen (die Zuschreibungen von Seinsweisen) thematisiert werden. Unverfügbarkeit heißt, dass ausnahmslos alles *ganz anders* sein könnte als angenommen wird. Dieser *apophatische* Zug in allem verlangt danach, auch die leitende Idee der Ontologie C (Existenz steht unter der Bedingung von Selbst-Differenz) selbst-different aufzufassen und damit die Ontologisierung zu relativieren.

Aus dem RS folgt also letztlich, dass auch das Prinzip Selbst-Differenz *selbst-different* aufgefasst werden sollte: Der RS darf nicht seine eigene Ausnahme darstellen, sonst würde er sich selbst widersprechen. In diesem Punkt geht es nicht um das Subjekt, sondern um die Rahmenontologie, die das Prinzip Selbst-Differenz[47] formuliert, genauer: Es geht um das Prinzip selbst. Dieses Prinzip fußt auf dem Sowohl-als-auch von Verbindung und Trennung. Das, wodurch alles das Subjekt von Selbst-Differenz *ist*, wird nun selbst zum „Subjekt" der Befragung: Es wird „subjektiviert", d. h. in seiner Selbst-Differenz ausgewiesen. Damit einher geht auch

46 Beide Denkweisen sind *Simulationen*: Sie simulieren nicht *die* Wirklichkeit, wie sie *ist*, sondern bloß den phantasmatischen Zugang zu dieser, der als wahr ausgegeben wird. Das entspricht einer fundamentalen Täuschung.

47 Existenz unter der Bedingung von Selbst-Differenz ist deshalb nicht auf eine zu bejahende oder negierende *Wiederkehr des Gleichen* oder ein Verfallen-Sein an das *Absurde* zu reduzieren.

eine De-Ontologisierung des Prädikats „*ist*" im vorhergehenden Satz. Was mit der De-Ontologisierung noch einhergeht, ist eine erweiterte Subjektivierung des Subjekts der Selbst-Differenz, das erst in dieser Hinsicht als *selbst-differente* Selbst-Differenz, d. h. als *Apojekt*, adressiert werden kann.

Erst die Klärung dessen, was es mit dem Prinzip auf sich hat, wird die Antwort auf die Frage geben, was dieses „unverfügbare Subjekt" des RS sein könnte, das sich aus unterschiedlichen Ordnungssystemen absetzen und die ihnen entstammenden Identifizierungen hinter sich lassen kann. Der RS setzt damit ein „Subjekt" voraus, das selbst nicht als *Mediat* ontologisiert und auf dieses reduziert werden darf. Es darf also auch vom RS nicht wie ein objektives „Etwas" aufgefasst werden, sondern muss offen und unverfügbar bleiben. Der RS muss diesem „offenen" Subjekt eine Differenz zu sämtlichen OS zugestehen, durch die das „Subjekt" unverfügbar bleiben kann (was natürlich auch für den RS gelten muss). In dieser Offenheit kehrt sich das Verhältnis von Selbst und Differenz allerdings nicht nur in der subjektiven Selbst-Differenz, in der Differenz-für-sich, um, sondern auch in der Differenz-an-sich.[48]

Wir haben im Folgenden die *Selbst-Differenz der Selbst-Differenz* darzustellen. Auch hier gibt es beide ineinander verschränkten Genitive: den subjektiven Genitiv, der Selbst-Differenz als Spezifikum des Prinzips ausweist, und den objektiven, der eben dies thematisiert. Gehen wir schrittweise vor, um diese Verschränkung in ihrem Verhältnis zum Subjekt und zum OS näher aufzuschlüsseln:

1) Gemäß dem RS steht das Subjekt unter dem Gesetz der Selbst-Differenz. Der Selbstaspekt des Subjekts wird vom Differenzaspekt (mit) bestimmt, der sich in den OS findet. Das kann zu allerlei Vorstellungen von Entfremdung von einer wahren „Natur" führen (z. B. bei Marx oder bei Freud, auch in den Religionen etc.). Das Fremde wird dabei mit dem Eigensten verwechselt.
2) Denkt man nun dieses Prinzip selbst-different und wendet man das Gesetz der Selbst-Differenz auf sich selbst an, dann kehren sich die Verhältnisse um: Der Selbstaspekt, der eigentlich auch schon bei (1) gegeben war und vom Differenzaspekt okkupiert wurde, wird nun zum Differenzaspekt gegenüber dem vormals normierenden OS, gegen das er sich stellt. Das drückt sich z. B. in dem einfachen Umstand aus, dass sich ein Subjekt zu seinen Entstehungsbedingungen verhalten und Stellung nehmen kann. Diese Stellungnahme entspricht dem, was *Bewusstsein* im *nicht-trivialen* Sinn genannt werden kann: das Einnehmen

48 Dieser Aspekt der Differenz zu sämtlichen Ontologien wäre der eigentliche Selbstaspekt des gesuchten Subjekts. Normalerweise wird der Selbstaspekt eines Subjekts von einem Ordnungssystem bestimmt. Das so verfasste Subjekt kann diese Normierung annehmen, sich damit identifizieren und das OS als den Selbstaspekt seiner Selbst-Differenz missverstehen. Dabei wäre aber das OS eigentlich der Differenz-Aspekt in der Selbst-Differenz.

einer Position der *Selbst-Selbst-Differenz*, die einem Für-sich ermöglicht, auf fragiler Basis Entscheidungen zu treffen und Verantwortung zu übernehmen. Während im ersten Punkt Bewusstsein (i. S. von Realisieren von Selbst-Differenz) einfach nur agiert und „verwirklicht" wird, geht es hier – wie vorhin im Beispiel aus der Akutpsychiatrie – um ein Realisieren im Sinn von *Verstehen.* Zwischen (1) und (2) besteht ein VTV, also *kein* Bruch. Dem Verstehen entspricht ein erstes *Verfügen* auf Basis des Unverfügbaren. Das ist der faktische Spielraum, über den das Subjekt verfügen kann. Das eigentlich Unverfügbare entspricht dem aber nicht. Auf der Grundlage des Verfügens kann allerdings die Bildung neuer OS erfolgen. Diese Möglichkeit illustriert das wechselseitige Einander-Bedingen von OS und Subjekt, ihr mediales VTV. Das Für-sich entwirft ein neues OS, in dem neu normiert werden kann, womit sich das Subjekt nun identifiziert, wovon es sich löst und welche neue Verbindung es eingehen kann. An dieser Stelle wird auch deutlich, dass und wie sehr das Subjekt immer mit einem vorgängigen Anderen zu rechnen hat. Dem Subjekt haftet deshalb immer der Hauch einer Verspätung an.

3) Das *(verspätete) Subjekt*, die Differenz-für-sich, hat eine Unverfügbarkeit beansprucht, die es nicht dazu verführen darf, sich völlig außerhalb eines OS zu wähnen. Die Unverfügbarkeit kann nicht aus einem neuen, vom Subjekt entwickelten OS entspringen, sondern muss sich auf ein *sämtliche* OS übergreifendes und unverfügbares „An-sich" beziehen können. Dieses universale „An-sich" kann von keinem „vulgären" OS, also von keiner Ontologie A oder B, erfasst werden, da in beiden Ontologien der phantasmatische Charakter der jeweiligen Bildung – der *Simulationscharakter* des eigenen Zugangs zur „Wirklichkeit" – in der Regel nicht genügend reflektiert wird. Die Dynamiken von Verbindung und Trennung werden dabei nur in Form eines Entweder-oder agiert. Das Prinzip der Ontologie C fußt dagegen auf dem Sowohl-als-auch von Verbindung und Trennung. Selbst-Differenz selbst-different aufzufassen, beruht rein formal darauf, dass an den jeweiligen Extrempunkten von Verbindung in Trennung ihre jeweilige Selbst-Differenz durchbricht.[49]

---

49 Man kann diese *Enantiodromie* (das Gegeneinander-Wirken der beiden Dynamiken aufgrund ihrer inhärenten Selbst-Differenz) mit Hilfe eines Pendels verdeutlichen: Es gibt zwei Punkte des stärksten Ausschlags des schwingenden Pendels in die eine oder in die andere Richtung. Die beiden Punkte symbolisieren Verbindung und Trennung in ihren extremsten Ausprägungen in Reinform. Genau an diesen Extrempunkten schwingt das Pendel in die Gegenrichtung um. Zwischen den beiden Punkten sind potenziell unendlich viele Möglichkeiten des Sowohl-als-auch von Verbindungs-und-Trennungs-Verhältnissen formal möglich. Sie entsprechen inhaltlich den unterschiedlichen Ordnungssystemen und Subjektpositionen. Man könnte nun meinen, dass der Ruhepunkt der Bewegung in der Mitte dem Apojekt entspricht, was ein Trugschluss ist, da es das Apojekt in dieser Reinform nicht geben kann, weil immer eine Art „Restschwingung"

4) Die mediale Ontologie C hat im Unterschied zu A und B den Vorteil, auf Basis eben der vom RS geleisteten Reflexion des phantasmatischen Charakters sämtlicher OS, eine *Immanenzebene*[50] zu erschließen, die ihre *eigene Ausnahme* in Betracht zieht. Dadurch wird es möglich, eine Art Transzendenz *innerhalb* der Immanenzebene zu thematisieren. Sie umschreibt, was weder ein- noch ausgeschlossen werden kann. Sie kommt nicht *metatopisch* von einem „Außen", sondern spielt sich bereits *mediatopisch* und *supramedial* im gesamten medialen Feld ab, *ohne* in diesem aufzugehen. Die Bedeutung dieser *apophatischen* Facette ergibt sich als letzte Konsequenz aus dem RS[51].
5) So kann ein Unverfügbares thematisiert werden, das vom medialen OS *nicht ausgeschlossen und auch nicht eingeschlossen* werden kann. Das mediale Geschehen befindet sich dadurch in einer ständigen prozesshaften Überschreitung und folgt nicht nur einer mechanischen Notwendigkeit, die sich dann ergibt, wenn das Prinzip Selbst-Differenz in einem engeren Sinn ohne die Möglichkeit seiner Selbstüberschreitung interpretiert wird. Der Interpretation im weiteren Sinn zufolge, die diese Möglichkeit in Betracht zieht, kann Neues und Unerwartetes geschehen. Eine Teleologie kann dabei allerdings weder unterstellt noch ausgeschlossen werden.
6) Erst nachdem sowohl dem verspäteten Subjekt, dem Für-sich, als auch dem An-sich eine Unverfügbarkeit zugesprochen wird, kann das *Apojekt* in den Blick kommen. Es umschreibt jenen besonderen Aspekt, der nicht nur beliebigen OS, sondern auch dem Subjekt unverfügbar bleibt. Es impliziert somit eine unüberschreitbare Grenze, Differenz und Offenheit im Herzen des Selbstaspekts. Das Subjekt hat dadurch nicht nur einen *Alteritäts*-Aspekt, über den es – etwa in

---

und Selbst-Differenz zu anderen Subjektpositionen bzw. zum Schwingen zwischen Verbindung und Trennung vorhanden sein muss. Das Apojekt findet sich daher vielmehr in jeder der formal potenziell unendlich vielen Möglichkeiten des Sowohl-als-auch von Verbindungs-und-Trennungs-Verhältnissen bzw. in deren inhaltlichen Ausprägungen. Es „schwingt" *supramedial*, d.h. über das gesamte mediale Feld verteilt, in jeder Erscheinungsform mit und ist auf diese Erscheinungsformen angewiesen.

50 Eine Immanenzebene zu installieren und (metatopische) Transzendenzansprüche zurückzuweisen, ist das große Anliegen vieler postmoderner Ansätze (etwa Deleuze, Derrida, Nancy, Badiou).

51 Darin liegt ein Vorzug gegenüber dem *Textparadigma*, das seine eigene, interne Ausnahme auf der Grundlage von *Signifikat* und *Signifikant* nicht denken kann. Es gibt nur die Möglichkeit des Kreisens der Signifikanten um ein Signifikat, das dadurch eine Art Unverfügbarkeit wahren kann, da es keinen Herrensignifikanten geben darf, der dem Signifikat Bedeutung geben würde. Genau diese Ausnahme von sich selbst, die interne selbst-differente Selbst-Differenz, die das ewige Kreisen der Signifikanten beenden würde, ist damit ausgeschlossen. Das Verhältnis von Signifikat und Signifikant ist ein phantasmatisches VTV.

der Bildung neuer OS – teilweise verfügen kann, sondern einen unverfügbaren *Alienitäts*-Aspekt[52].

Das Apojekt verdeutlicht, was selbst-differente Selbst-Differenz meint. Dadurch, dass das Prinzip Selbst-Differenz selbst-different gefasst wird, kann es eine Differenz im Selbst und ein Selbst in der Differenz geben. Der Selbstaspekt hat einen unverfügbaren Differenzaspekt, der Differenzaspekt einen unverfügbaren Selbstaspekt. Anders ausgedrückt: Jeder Differenzaspekt lässt ein Selbstmoment als seine Selbst-Differenz zu und jeder Selbstaspekt ein Differenzmoment. Die Selbst-Differenz des Subjekts ist dadurch einerseits *intim-extim*: Der Selbstaspekt hat einen unverfügbaren Differenzaspekt (nach innen und außen). Andererseits ist sie zugleich *extim-intim*: Der Differenzaspekt beinhaltet einen unverfügbaren Selbstaspekt. Das Subjekt der Selbst-Differenz ist zugleich *intim-extim* und *extim-intim*.

Bei der medialen Ontologie C geht es also um mehr als nur um die *externe* Selbst-Differenz des RS (Realismus, Konstruktivismus). Es geht um eine *innere* Selbst-Differenz. Das zuvor als Mediat fixierte Subjekt kann dadurch (wieder) Medium eines neuen Prozesses werden. Das geht aber nur dann, wenn auch das Prinzip Selbst-Differenz nicht auf ein Mediat festgelegt wird. Verstünde man es i. S. eines Mediats, würde der mediale Wandlungsaspekt in einer mechanischen Notwendigkeit erstarren. Selbst-Differenz selbst-different aufzufassen, betont die Medialität des gesamten Feldes, von der sich auch das Prinzip nicht ausnehmen kann. Es kann weder ein- noch ausgeschlossen werden, widersetzt sich jeder Verfügung und betont eine qualitativ-unendliche (infinite) Unverfügbarkeit, die das gesamte quantitativ-unendliche mediale Feld offen hält. Dieses Unverfügbare kann von Ontologien weder ein- noch ausgeschlossen werden. Die Ontologie C kann das nur thematisieren, sie kann sich davon jedoch nicht selbst ausnehmen und bleibt dadurch im Unterschied zu anderen Ontologien „offen".

Da das Ordnungssystem C selbst-different aufgefasst wird, ist auch das Subjekt selbst-different. Die grundsätzliche Unverfügbarkeit gilt auch für das Subjekt. Das heißt: Unser Subjekt, das durch Selbst-Differenz spezifiziert wird (Gen. subj.), kann nicht auf eine bestimmte Ontologie reduziert werden (Gen. obj.) – also auch nicht auf die Ontologie C des RS, die Existenz unter die Bedingung von Selbst-Differenz stellt. Etwas an/in dem Subjekt bleibt unverfügbar und widersetzt sich jeder Ontologisierung. Ich würde hier die Behauptung wagen, dass genau das die

52 In der Praxis bedeutet das für das Subjekt, dass es sich – nachdem es sich von einem alten OS gelöst hat, in dem es als *Mediat* (Objekt) gegolten hat – wieder auf eine neue und vielleicht *ganz andere* (*alienus*) Art und Weise als *Medium* mit dem medialen Feld verbinden kann. Diese neue Verbindung kann auch so aussehen, dass es die Verbindung zu unterschiedlichen älteren Subjektpositionen einnehmen und halten kann, ein Prozess, der im therapeutischen Setting als Arbeit mit *Teilsubjekten* (Stephenson) zur Anwendung kommt.

Voraussetzung für die Möglichkeit unterschiedlicher Normierungen bzw. für den Wechsel zwischen oder für die Parallelität von OS ist. Noch stärker ausgedrückt: Das unverfügbare Subjekt ist die Voraussetzung dieser Möglichkeiten. Es ist der eigentliche Adressat therapeutischer Bemühungen.

Trotz Normierung durch Ordnungssysteme gibt es einen Aspekt des Subjekts, der unverfügbar bleibt. Das Subjekt ist in dieser Hinsicht Apojekt. Es bewahrt einen Aspekt von Nicht-Durchdringung in jeder Durchdringung durch ein OS. Das Apojekt ist der Aspekt des Subjekts, der in das/auf das Unverfügbare weist. Gehört das Subjekt (ontologisch die Differenz-für-sich) zu einer Ontologie, so hat das Apophatische „jenseits" jeder Ontologie seinen „Ort". Es ist aber nicht einfach präontologisch,[53] sondern stellt eine Randbedingung jeder Ontologie im Allgemeinen sowie der Ontologie C im Besonderen dar. Das Apophatische ist gewissermaßen der unbestimmbare „Rand" und zugleich das unbestimmbare „Zentrum" des Subjekts, sein Alpha und Omega. Nicht nur das Ordnungssystem bleibt offen, sondern auch das Subjekt in seinem Selbst- und seinem Differenzaspekt[54]. Aus dem bisher Ausgeführten erschließt sich auch, dass diese grundsätzliche Selbst-Differenz durch einen Wechsel der Normierungen nicht betroffen sein kann.

Im RS bilden Apojekt und Subjekt ein VTV. Das Apojekt umschreibt keine negative Anthropologie, es ist auch kein allgemeines, abstraktes Subjekt-an-sich, sondern das *jemeine, singulär plurale Subjekt, die selbst-differente Selbst-Differenz, die als „ich" im Verbund mit anderen existiert, eine Intimität, die von keiner Extimität, und eine Extimität, die von keiner Intimität eingeholt werden kann.* Das Apojekt bringt zum Ausdruck, wie wichtig und nicht erschöpfbar die kritische Durcharbeitung von Identifikationen und Wertungen ist, die aus anderen Ordnungssystemen stammen. Dabei kann es um die Beziehung zur „Natur", zu „Gott", zum „Sein", zur „Gesellschaft", zur „Sprache" usw. gehen. Wie gezeigt wurde, handelt es sich bei diesen Bezeichnungen um Projektionsflächen, die im Zusammenspiel von Verbindung und Trennung entstehen. Diese Projektionsflächen sind die Grundlage vielfältiger Identifikationen, Wertungen und auch Täuschungen. Im Gegensatz dazu weist das Apojekt darauf hin, dass etwas am Subjekt von diesen Ordnungs-

---

53 Das Apojekt entspricht auch nicht dem *Subjekt-im-Realen*, also dem „unmöglichen Ding" im Innersten des Subjekts, das nicht symbolisiert und imaginiert werden kann, was bei Lacan auch das „Subjekt des Unbewussten", das S, ist, von dem Lacan sagt, es sei die – dem Sinn im Symbolischen entgegengesetzte – „unaussprechliche, stupide Existenz" (Ec, 549). Es entspricht der psychotischen „Kehrseite" des Descartes'schen *cogito*. Dazu gibt es eine weiterführende Lesart von Zizek (2001), der das Subjekt des Unbewussten u. a. mit Hegels *Nacht der Welt* verbindet.

54 Das Subjekt der Selbst-Differenz (1) ist zugleich *intim-extim* und *extim-intim*: Der Selbstaspekt hat einen *unverfügbaren Differenzaspekt, der* Differenzaspekt einen *unverfügbaren Selbstaspekt*. Der Differenzaspekt lässt ein Selbstmoment als seine Selbst-Differenz zu, der Selbstaspekt ein Differenzmoment.

systemen weder ein- noch ausgeschlossen und auch vom Subjekt nicht eingeholt werden kann.

Auch das Subjekt kann den inneren Abstand zum Apojekt nicht schließen, wie folgendes Beispiel eindrücklich zeigt: Ein Mann kommt zu einem Erstgespräch. Er arbeitet in einer hohen Position, hat jahrelanges Meditationstraining hinter sich. Sein Tagesrhythmus sieht so aus: Er arbeitet und fährt danach nach Hause, isst etwas, schläft ein wenig und danach setzt er sich in einen Stuhl, starrt stundenlang gegen eine leere Wand und beobachtet seine inneren Prozesse. Im Alltag erlebt er mitunter wunderbare Momente der Klarheit, in denen alles so, wie es ist, gut ist. Sein sehnlichster Wunsch ist jedoch, sein „Ich" loszuwerden, da dieses in buddhistischer Sicht eine Illusion sei. Er spricht von *Non-Dualität* und von den zum Scheitern verurteilten Versuchen des Verstandes, etwas erklären zu wollen (z. B. *warum alles so ist, wie es ist*). Eigentlich hat er damit, das bestätigen ihm auch seine buddhistischen Lehrer, eine gewisse Stufe der Verwirklichung erreicht. Wir merken beide rasch, dass argumentativ nichts zu erreichen ist. Das hat er jahrelang virtuos eingeübt. Es entwickelt sich eine spontane gegenseitige Sympathie. Ich frage mich, ob er latent psychotisch ist. Dagegen sprechen seine Präsenz, seine mitschwingenden Gefühle und sein Humor. Allerdings hat ihm auch einer seiner buddhistischen Lehrer empfohlen, irgendetwas „Banales" zu machen, etwa eine Sprache zu lernen, da es im Haus „Geräusche" gibt, die ihn irritieren und sich nicht lokalisieren lassen. Wenn ihm alles zu viel ist, „löscht er die Festplatte", d. h. er betrinkt sich. Ich frage mich – und auch ihn –, was ich denn für ihn tun kann. Er erzählt spontan einen Traum: Er findet einen Sarg und erschrickt, weil darin ein Toter liegt. Es ergibt sich im weiteren Gespräch rasch, dass er selbst dieser Tote sein könnte. Ist dieser Traum nun eine Kompensation seiner bewussten Haltung (Jung)? Ist es eine Wunscherfüllung (Freud)? Er möchte doch sein „Ich" hinter sich lassen. Warum freut er sich dann nicht, dass sein Ich „tot" ist, sondern erschrickt stattdessen? Nun, diese kleine Episode zeigt, dass wir immer eine Projektionsfläche benötigen, denn auch seine Anstrengung, sein Ich bzw. sein damit verbundenes Selbstbild hinter sich zu lassen, schafft wiederum nur eine neue Form von Identifizierung. Und genau diese unterwandert sein Traum auf eindrucksvolle Art und Weise. Allen Versuchen zum Trotz, die Non-Dualität realisieren zu wollen, bestätigt dies den fundamentalen Dualismus an der Basis unseres Wissens. Diesen Dualismus versuchen wir für gewöhnlich in Form starrer Identifizierungen (Mediate) zu fassen. Dem widerspricht jedoch die Prozesshaftigkeit, die dem permanenten, interreferenziellen Wandel, dem wir ausgesetzt sind, eher gerecht wird als starre Identifikationen, die nur um den Preis von Spaltungen aufrechterhalten werden können. Jeder Versuch, den inneren Abstand, die Selbst-Differenz von Subjekt und Apojekt, schließen zu wollen, muss scheitern. Das Apojekt bleibt auch für das Subjekt unverfügbar.

Gehen wir dennoch kurz der Frage nach, ob es so etwas wie das Apojekt „wirklich" gibt. Nun, die Frage ist damit zu beantworten, dass diese Frage keine Rolle spielt. Das Apojekt ist nämlich *Medium* innerhalb der durch die Ontologie C aufgerichteten Immanenzebene, allerdings *ohne* in ihr aufzugehen. Die Ontologie C baut epistemologisch auf dem RS auf. Sie thematisiert mit dem Apophatischen zwar ein mediatopisches „Außen", das aber nicht metatopisch verstanden werden darf. Für den RS hat alles Seiende einen *phantasmatischen*, selbst-differenten Charakter, d. h. es ist grundsätzlich gleichgültig, ob es ein bestimmtes Seiendes gibt oder nicht gibt, oder ob wir von einem realen oder von einem konstruierten Seienden sprechen. Das ist ja auch beim Begriff des Subjekts die Frage. Sobald jedenfalls eine Selbst-Differenz zur Diskussion steht, spielt das Subjekt eine mediale Rolle in diesem Diskurs: Es wird zum Medium dieses Diskurses und entfaltet in jedem Fall Wirkungen, die unabhängig davon sind, ob es das Subjekt oder gar das Apojekt „wirklich" gibt. Wir bewegen uns in jedem Fall – so der RS – auf *phantasmatischem* Terrain. Das zeigt sich auch daran, dass jeder darauf zugreifende Diskurs notgedrungen wieder auf Vorstellungen von Verbindung und Trennung zurückgreifen muss. Dass es beim Apojekt doch um „etwas" und nicht um „nichts" geht, zeigen die weiterführenden Schlussfolgerungen, die aus dieser avancierten Position abgeleitet werden können. Diese Beispiele betreffen in besonderem Maß das Ethische, wie an dem Beispiel aus der Akutpsychiatrie zu erkennen war. Der Wert dieser Positionierung liegt außerdem darin, dass thematisiert werden kann, wie es sein kann, dass etwas Unverfügbares von einem OS weder ein- noch ausgeschlossen werden kann. An dieser Möglichkeit sind auch andere OS zu bewerten.

Wie gezeigt wurde, spielt das Apophatische bzw. das Apojekt eine unverzichtbare Rolle im mediatopischen Diskurs, wo es insofern selbst ein Medium oder ein VTV ist, als es die äußerste Grenze und gleichzeitig die äußerste Öffnung des Medialen zu bedenken aufgibt. Es betrifft das äußerste Außen ebenso wie das innerste Innen des Medialen. Das Apophatische zeigt sich im Medialen insofern, als es dessen doch mögliches Außen als jene Differenz zur Selbst-Differenz markiert, ohne die sich das Mediale in reiner Selbst-Differenz erschöpfen würde, also ohne, dass es irgendetwas Neues geben könnte. In Bezug auf das Subjekt heißt das, dass es als apophatisches Für-sich die vielfältigen *inhaltlichen* Bedingungen seiner Selbst-Differenz und der Selbst-Differenz des medialen Feldes insgesamt scheinbar „überschreiten" kann. Von dieser Überschreitung ausgeschlossen sind jedoch die *formalen* Bedingungen dieser Inhalte, da jede inhaltliche Überschreitung wieder auf Vorstellungen von Verbindung und Trennung zurückgreifen müsste. Das Apophatische ermöglicht, etwas über das Mediale hinausweisendes Metatopisches *inhaltlich* zu thematisieren – allerdings nur von „innen", von der medialen Immanenz aus, und nicht i. S. einer tatsächlichen Transzendenz-an-sich.

Das Apophatische suggeriert zwar ein metatopisches Außerhalb (des Medialen), dieses kann aber epistemisch *nicht* ausgewiesen werden. Es kann nicht ausgewiesen, allerdings – gemäß der radikal-skeptizistischen Grundannahme – auch nicht *grundsätzlich* ausgeschlossen werden. Das Subjekt muss sich eingestehen, an ein übergreifendes An-sich verwiesen zu sein. Das seine Selbst-Differenz realisierende Subjekt kann sich zwar zu seiner Selbst-Differenz verhalten (*Selbst-Selbst-Differenz*), es verfügt aber nicht über die apophatische Qualität des medialen Feldes und auch nicht über das Apophatische-an-sich. Es kann also nur die sebst-differente Qualität des medialen Feldes und auch dasjenige realisieren, was zur Selbst-Differenz im Allgemeinen in Differenz steht, nämlich das Apophatische unter dem Aspekt einer *Differenz-an-sich*, das heißt i.S. eines Woher des Unerwartbaren, Unverfügbaren und auch Neuen. Die Differenz-an-sich (die *Selbst-Differenz-Differenz*) spielt somit im Verbund mit der Differenz-für-sich eine wichtige Rolle bei der Entstehung von allem Neuen. Das apophatische Zusammenspiel der beiden Differenzen ermöglicht eigentlich erst die *Freiheit*, die bereits rudimentär bei der Ausbildung unterschiedlicher Ontologien gegeben ist. Alle OS verfügen auf relative Art und Weise über das Unverfügbare, ohne es erschöpfen zu können. Erkannt werden kann diese Freiheit des relativen Verfügens allerdings nicht in beliebigen OS, sondern nur im Ausgang vom Apophatischen, d.h. im Anerkennen der Unverfügbarkeit in jedem Darüber-Verfügen. Die prinzipielle Unverfügbarkeit dessen, was weder eingeschlossen noch ausgeschlossen werden kann, ist der Garant und die Bedingung der Möglichkeit von Freiheit, Kreativität und Verantwortung. Unsere Überlegungen weisen somit auf eine *Ethik des Unverfügbaren* hin, deren Anspruch sich fragil, offen und ohne geringste Möglichkeit der Absicherung an uns richtet.

Gehen wir abschließend noch kurz auf die verbindende wie trennende Dynamik der Einbildungskraft, auf ihre Selbst-Differenz, ein. Sie bestimmt, was wir ontologisch ausweisen und epistemisch erkennen bzw. wonach wir uns ethisch, sozial und politisch ausrichten können. Die Selbst-Differenz besteht darin, dass es *keine reine Verbindung* und *keine reine Trennung* geben kann. Die Verbindung kann nur Verbindung sein, wenn sie von-sich-selbst getrennt bleiben kann. Die Trennung kann nur dadurch wirken, dass sie an die Verbindung gebunden bleibt. Im Sinne eines ultimativen Mediums ist die Einbildungskraft der Grund dafür, dass alles medial und als VTV aufgefasst werden kann – das heißt als etwas, das, unabhängig von einer ultimativen Wahrheit, den weiteren Prozess bestimmen wird. Die Grundlage dafür liegt in der Gleichwertigkeit der beiden einander relativierenden und kompensierenden Phantasmen, durch die die Einbildungskraft ihrer Selbst-Differenz treu bleibt: Absolute Verbindung verlangt nach Trennung und absolute Trennung nach Verbindung. Das Umschlagen in die Gegenseite erfolgt spätestens am Extrempunkt. Genau dies garantiert jedoch, dass sich das *Absolute der Dynamik zugleich auch als Schutz vor einer Absolutheit* ereignet. Die Einbildungskraft bietet deshalb das Modell eines paradoxen, *nicht-absoluten Absoluten*, das Freiheit zugleich ermöglicht wie in ihrer Absolutheit beschränkt. So gesehen gibt es keine absolute Freiheit. Gerade darin könnte aber Freiheit bestehen: die Freiheit zu immer neuen VTV, die Freiheit, Grenzen zu überschreiten und dabei wieder auf neue Grenzen und auf etwas *Unverfügbares* zu stoßen, das uns auch im Innersten von uns selbst betrifft.

6. Grundzüge einer Psychotherapiewissenschaftsphilosophie

Auszugehen ist von einem wesentlichen Überschneidungsmoment zwischen PT und Philosophie. Wie in der Philosophie geht es auch in der PT um den Umgang mit der *conditio (in-)humana*, d. h. um die – oft traumatischen und verstörenden – Bedingungen unseres Mensch-Seins, die wir ergründen wollen und zu denen wir uns verhalten müssen. Die Frage ist allerdings, wie aus der Überschneidung zwischen Philosophie und PT so etwas wie PTW argumentiert werden kann. Die Überschneidung von Philosophie und PT wirft zwei Problemkreise auf:

1. Die gesuchte Wissenschaftlichkeit kann nicht einfach aus den Theorieansätzen der PT-Schulen abgeleitet werden. PT ist deshalb auch nicht als Wissenschaft i. e. S. zu bezeichnen. Es fehlt nämlich die wissenschaftsphilosophische Reflexion auf die je eigenen Grundlagen. Erst diese würde den Sprung von einer *Theorie erster Ordnung* zu einer *Theorie zweiter Ordnung* ermöglichen. Genau das kann von einer auf einer wissenschaftsphilosophischen Grundlage arbeitenden PTW geleistet werden. In unserem Fall ist der *Radikale Skeptizismus* (RS) diese – zunächst *externe* – Grundlage.
2. Die gesuchte wissenschaftsphilosophische Grundlage kann nicht aus den Philosophien der PT-Schulen abgeleitet werden. Um das zu verdeutlichen, möchte ich kurz auf Martin Jandls Aufsatz *Beginnt die Eule der Minerva erst mit der hereinbrechenden Dämmerung ihren Flug? Konturen einer psychotherapiewissenschaftlichen Philosophie*[55] eingehen. In Martin Jandls Aufsatz umfasst die PTW vier ineinandergreifende Bereiche:
   - die Theorien und Behandlungstechniken der PT-Schulen, deren Grundlagen philosophisch sind, wobei nicht Wissen, sondern Heilung bzw. Linderung von Symptomen im Vordergrund steht
   - die Anwendungen außerhalb des klinischen Kontextes
   - die quantitative und qualitative PT-Forschung
   - die Experimental- und Imaginativhermeneutische PTW (Greiner) und die *psychotherapiewissenschaftliche Philosophie* (Jandl).

Dieser *psychotherapiewissenschaftlichen Philosophie* gilt Jandls eigenstes Interesse. Dabei geht es um das Erfassen der *Philosophien der PT-Schulen* (zu Themen wie Traum, Sprache, Gefühl und Gedächtnis) mit der Aufgabe einer Vertiefung der Theoriebildung. Was dabei unversehens ins Auge sticht, ist die Uneinheitlichkeit der philosophischen Grundlagen. Die psychotherapiewissenschaftliche Philo-

55 Jandl 2020.

sophie soll daher „im Dialog" mit allen PT-Schulen neue theoretische „Gebilde" schaffen: eine psychotherapiewissenschaftliche Philosophie der Sprache, des Traumes, der Gefühle und des Gedächtnisses. Philosophie wird dabei mit Habermas nicht als „Platzanweiserin", sondern als „Platzhalterin" verstanden, um neue Denkräume zu eröffnen. Der Rückgriff auf die Philosophien der PT-Schulen lässt – so Jandl – vermuten, dass die PTW ein „Ausdifferenzierungsprodukt" der Philosophie ist. In diesem Fall würde die Eule der Minerva also bereits fliegen. Dem widerspricht allerdings, dass die psychotherapiewissenschaftliche Philosophie ihre Tätigkeit erst *nach* der Etablierung der PTW beginnen können soll. Die Frage, wann die Eule ihren Flug beginnt, ob davor oder danach, ist für Jandl allerdings gegenstandslos, denn: „Es geht nicht darum, wann die Eule ihren Flug beginnt, sondern darum, dass das Staunen den Beginn der denkenden Erfassung der Welt insgesamt markiert – und um in diesem Sinne zu staunen, sollten sich Philosophie und PTW zusammenfinden" (ebd. 164)[56].

Jandl versteht die psychotherapiewissenschaftliche Philosophie als Folgeerscheinung einer bereits etablierten PTW. Zwei naheliegende Fragen drängen sich bei der Lektüre auf: erstens die Frage, wozu überhaupt eine psychotherapiewissenschaftliche Philosophie nötig ist, da das Vorhaben genauso gut rein philosophisch angegangen werden könnte. Wichtiger als diese Frage erscheint mir allerdings zweitens die Frage, *von welcher Philosophie aus* die Philosophien der PT-Schulen beleuchtet, gesammelt und angereichert werden sollen. Jandl strengt die Reflexion der PT-Schulen ja erst *nach* der Etablierung der PTW an. Doch wie soll sich eine psychotherapiewissenschaftliche Philosophie etablieren, die nicht als „Ausdifferenzierung" der Philosophien der PT-Schulen verstanden werden soll?

---

56 Das oft bemühte „Staunen" als Anfang der Philosophie ist eine typische Stereotypie abendländischen Denkens, das die dunkle, traumatische „Kehrseite" beschönigt, von der gerade die PT Zeugnis ablegt. Catherine Malabou hat in ihrer Auseinandersetzung mit Freuds Todestriebtheorem die Frage gestellt, ob diese Tendenz nicht auch dem Freud'schen Konzept der Verdrängung innewohnt. Sie fragt, ob das Todestriebkonzept und damit die Negativität in der Psychoanalyse überhaupt radikal genug gedacht werden. Malabou weist darauf hin, dass im westlichen Denken Phänomene wie Metamorphose, Negativität, Plastizität oder Möglichkeit einseitig *affirmativ* gedacht werden, das heißt letztlich im Sinne einer Tendenz zum Positiven gedeutet werden. Das Negative wird höchstens im Zusammenhang mit Konstruktion und Kreation von etwas Neuem gewürdigt. Gegen diese affirmative Tendenz bringt Malabou das Destruktionsvermögen als formendes Prinzip der Identitätsbildung in Stellung. Sie spricht von einer dem Todestrieb geschuldeten *Plastizität*. Diese zeigt sich etwa in Phänomenen der *post-traumatischen Subjektivität*, in den Figuren der Leere, der Demenz, der verwüsteten Identität, in der eine ursprüngliche Einheit radikal und ohne Hoffnung auf Verbesserung eine andere geworden ist und diese geänderte Form bleiben wird. Negative Plastizität schafft eine Form ohne Erlösung, eine Form, die nicht reparierbar ist (Malabou 2011).

Oder anders gefragt: Wie kann die PTW ein „Dach“ für sämtliche Therapieschulen sein, das diese „transzendiert“? Worauf soll dieses Dach gesetzt werden? Die Argumentation erscheint mir zirkulär. Denn: In Hinblick worauf sollen die PT-Schulen „transzendiert“ werden, wenn die *psychotherapiewissenschaftliche Philosophie* wieder nur auf die Philosophien der PT-Schulen rekurrieren kann und dadurch neue „Gebilde“ schaffen, also etwas bewerkstelligen soll, was es in der Durchdringung einzelner PT-Schulen eigentlich immer schon gegeben hat?

Die auch von Jandl angesprochene Wechselseitigkeit im Verhältnis von Philosophie und PT steht für mich außer Frage. Das Verhältnis einer wechselseitigen Mediatisierung bzw. Subjektivierung müsste allerdings weiter aufgestellt werden. Dazu muss eine eigene Philosophie der PTW ausgearbeitet werden, die anders argumentiert wird. Es geht um eine *Psychotherapiewissenschaftsphilosophie*, die das Verhältnis von Philosophie, PT und PTW ganz anders auffasst als Jandl. Kehren wir deshalb zurück zu meiner Behauptung, dass die wissenschaftsphilosophische Reflexion *nicht* aus den Grundlagen der PT-Schulen abgeleitet werden kann. Die gesuchte Reflexion kann nur von einer auf einer wissenschaftsphilosophischen Grundlage operierenden PTW geleistet werden, also von einer PTW, die auf eine metatheoretische *Theorie zweiter Ordnung* zurückgreifen kann. In unserem Fall soll der *Radikale Skeptizismus* (RS) diese gesuchte Grundlage bieten.[57]

Hier noch eine abschließende Zusammenfassung der Argumentation des Zusammenwirkens von Philosophie und PTW in zwölf Punkten:

1. Der RS entfaltet alle Gegenstände auf der Basis von V- und T-Phantasmen als *Selbst-Differenzen*. Existenz steht unter der Bedingung von Selbst-Differenz. Es gibt kein reines, mit sich selbst identisches Seiendes (das ist Prinzip). Jedes Seiende ist eine Relation von Selbst und Differenzaspekten, und zwar nach innen wie nach außen. Bei der Durchdringung (wechselseitigen Mediatisierung) zweier/mehrerer Seiender sind beide Aspekte bedeutsam.[58]

57 Siehe dazu die Fußnote 15 in der Einleitung.

58 Der innere Selbst-Aspekt eines Subjekts ist z. B. von einer Differenz durchkreuzt, in die sich äußere Differenzen – diese können für sich gesehen fremde, selbst-differente Selbst-Aspekte darstellen – mediatisierend einschreiben. Die selbst-differenten Selbst-Aspekte eines Subjekts schreiben sich umgekehrt in andere Selbst-Differenzen mediatisierend ein. Mediatisierung erschöpft sich aber nicht darin, dass bloß der Selbst-Aspekt eines Seienden als Differenz auf die Selbst-Aspekte anderer Seiender wirkt. Das ist nur ein Spezialfall. Außer dieser wechselseitigen Durchdringung und Mediatisierung der jeweiligen Selbst-Aspekte durch externe Differenzaspekte ist der Anteil der Differenzaspekte, ihr Wirken aufeinander, nicht zu vergessen.

2. Im Unterschied zu realistischen und konstruktivistischen[59] Ontologien vertritt der RS eine spezielle Ontologie C (*Ontomediologie*) auf der Basis einer *Gleichmächtigkeit* von V- und T-Phantasmen[60]. Realistische Ontologien beruhen im Unterschied dazu auf einem dominanten V-Phantasma (Ontologie A), konstruktivistische auf einem dominanten T-Phantasma (Ontologie B). Alle Ontologien sind Ausdruck einer kreativen Auseinandersetzung mit der *conditio (in-)humana*. Sie sind Antworten auf die existenzielle „Wucht" (*Virtualität*, Wirkmächtigkeit), die uns – als Leben, Bewusstsein, Atmung, Herzschlag, Beziehung, Widerständiges, Fluss der Geschehnisse, Traumatisierung, Tod usw. „durchdringt".
3. In der *Ontomediologie* wird alles als mediatisiert-mediatisierendes *Medium* aufgefasst. Der Begriff *Medium* ist gleichbedeutend mit Selbst-Differenz. Alles steht im medialen Feld mit allem in einem *Verbindungs-Trennungs-Verhältnis* (VTV) und bildet *Mediamorphosen*, d.h. gegenseitige *Durchdringungen*, wo-

---

59 Dazu zähle ich auch die *Dekonstruktion*. Auch sie ist als Ontologie B auf der Basis eines dominanten T-Phantasmas einzuschätzen. Dem französischen Philosophen Jacques Derrida ging es in seinen Arbeiten um das exkludierte Differenzielle eines Textes oder Konzeptes, das nichtsdestotrotz als solches das Inklusive des Textes oder Konzeptes erst ermöglicht: Diese exkludierten Bedingungen der Möglichkeit eines Phänomens sind also zugleich die Bedingungen der Unmöglichkeit seiner „Reinheit". Damit löst sich Hierarchie in Heterarchie, Einheit in Vielheit und Kausalität in Zirkularität auf. Auch die Dekonstruktion geht auf das Sprachparadigma zurück, beruht daher wie der Konstruktivismus auf einem dominanten T-Phantasma. Damit widerspricht der dekonstruktive Gestus allerdings sich selbst: Er beruht auf der Hierarchisierung einer *Binarität* (V-Phantasma und T-Phantasma), die er letztlich ablehnen müsste. In Anlehnung an Derrida ausgedrückt: Die Bedingung der Möglichkeit von Dekonstruktion liegt damit in der Unmöglichkeit ihrer Reinheit als Dekonstruktion. Das hierarchisch weniger besetzte V-Phantasma wirkt wie ein „quasi-transzendentaler" Marker, der die Ausbildung von Dekonstruktion paradoxerweise erst durch eine Hierarchisierung und Bevorzugung des T-Phantasmas ermöglicht.

60 *Medialität* ist jene Beschreibungs- und Deutungsperspektive, der zufolge uns *alles nur vermittelt* und eben *nicht unmittelbar* zugänglich ist; eine Folge dieser Auffassung ist, dass Wirklichkeit und Erfahrung einen absolut fragilen Charakter bekommen. Medialität impliziert einen Abstand, der uns von der Welt, von den Dingen und auch von uns selbst trennt. Dieser „Abstand" betrifft Phantasmen der Verbindung und der Trennung, die konstitutiv für die diversen Ausformungen mentaler, materialer und medialer *Formate* sind. Skeptizistische Argumentation bezieht sich auf eben diese Phantasmen und weist auf eine basale Unentscheidbarkeit hin, da wir auf beide Phantasmen angewiesen sind, um uns in ein Verhältnis zur „Wirklichkeit" setzen zu können. Um welches Hintergrundphantasma und um welches Format es sich auch handeln mag: Es geht dabei immer auch um eine *Phantasie über den Status der Phantasie*, dem die jeweilige *natürliche Einstellung* verpflichtet ist.

durch sich die Selbst-Differenzen weiter entwickeln. Selbst-Differenzen stehen zwar unter dem Gesetz der wechselseitigen Mediatisierung. Sie sind aber insofern auch *apophatische Subjekte*, als sich dabei immer etwas Neues, Unerwartbares und Unverfügbares ereignen kann. Der Grund dafür liegt im Prinzip Selbst-Differenz, das selbst selbst-different sein muss: Es darf nicht seine eigene Ausnahme darstellen. Dieses Muss befreit die Seienden von einem mechanistischen Diktat.

4. Aus dem RS folgt, dass auch das Prinzip Selbst-Differenz *selbst-different* aufzufassen ist. Er darf nicht seine eigene Ausnahme darstellen. Es geht dabei zunächst nicht um das Subjekt, sondern um die Selbst-Differenz als solche.
5. Selbst-Differenz selbst-different aufzufassen, mündet in einer *apophatischen* Dimension, in einer Unverfügbarkeit, die alles – das gesamte, quantitativ-unendliche mediale Feld – *supramedial* betrifft. Dieses qualitativ-unendliche (infinite) Unverfügbare kann von Ontologien weder ein- noch ausgeschlossen werden. Die Ontologie C kann das selbst nur thematisieren.
6. Sie bleibt dadurch im Unterschied zu anderen Ontologien unabschließbar und *offen*. Das bedeutet eine Relativierung von Machtansprüchen jeglicher Art sowie die Verpflichtung zu einer ständigen kritischen Selbstbefragung und Weiterentwicklung.[61]
7. Wenn alles im medialen Feld als Selbst-Differenz aufgefasst werden kann, dann können unterschiedliche Ontologien und Theorien methodisch auf einer (theoretischen) *medialen Immanenzebene* miteinander in Beziehung gesetzt werden. Die Immanenzebene ist eine Art *Supersimulation*[62], in der sämtliche phantasmatischen Zugänge zur Wirklichkeit erfasst werden können. Die Bezeichnung „Simulation" behauptet, dass nicht eine letzte Wirklichkeit simuliert werden kann – wie der Begriff der *virtuellen Realität* fälschlicherweise nahelegt –, sondern „nur" der phantasmatische Zugang zu dieser.
8. Die Offenheit betrifft auch alle Selbst-Differenzen. Sie sind in einem allgemeinen Sinn *apophatische Subjekte*. Damit ist gemeint, dass jeder Selbst-Differenz nicht nur ein *Alteritätsaspekt* eignet, wonach Prozesse der Mediatisierungen einfach quasi-natürlich und notwendig ablaufen, sondern auch ein *Alienitätsaspekt*. Dem entspricht, dass unvermutet Neues und Unerwartetes auftauchen kann.
9. Sowohl im Selbst- als auch im Differenzaspekt einer Selbst-Differenz sind *Alterität* (*alter*, das andere von zweien) und *Alienität* (*alienus*, das ganz andere) ineinander verschränkt. *Interiore Exteriorität* und *exteriore Interiorität* bilden ein VTV.

61 Zu dieser Verpflichtung auf Zukunft hin vergleiche auch Brandom 2015.

62 Vgl. dazu Burda 2024b.

10. Unter dem apophatischen Vorzeichen hat auch das endliche, menschliche *Subjekt* einen ins Unendliche reichenden, unverfügbaren Aspekt, und zwar sowohl in Bezug auf sich selbst als auch in Bezug auf alles Andere. Das Subjekt ist in dieser Hinsicht *Apojekt* (griech. *apo*, weg … von, und lat. *iacere*, werfen). Subjekt und Apojekt bilden ein *internes* VTV, das Außenwirkungen entfaltet. Der Alteritätsaspekt räumt dem Subjekt einen gewissen Spielraum der Verfügung und Entscheidung, eine *Selbst-Selbst-Differenz*, ein. Der Alienitätsaspekt schließt das jedoch aus. Das Apojekt ist nicht nur für Ordnungssysteme, sondern letztlich auch für das Subjekt unverfügbar. Im Eigenaspekt des Apojekts bleibt somit ein uneinholbarer Fremdaspekt.
11. Das Apojekt verdeutlicht, was Selbst-Differenz meint. Die Selbst-Differenz des endlichen Subjekts ist einerseits *intim-extim*: Der Selbstaspekt hat einen unverfügbaren Differenzaspekt (nach innen und außen). Andererseits ist das Subjekt zugleich *extim-intim*: Der Differenzaspekt beinhaltet einen unverfügbaren Selbstaspekt. Der Differenzaspekt lässt damit ein Selbstmoment als seine Selbst-Differenz zu, der Selbstaspekt ein Differenzmoment. Subjekte ereignen sich daher nicht nur als triviale Selbst-Differenzen, sondern als *apophatische Subjekte*, die unter der Bedingung existenzieller Selbst-Differenz *selbst-different* sein bzw. werden können.
12. Damit liegt die wissenschaftsphilosophische Basis für eine PTW vor, die dem Anspruch, eine „Wissenschaft vom Subjektiven" sein zu wollen, in vollem Umfang gerecht wird. Im Rahmen von Subjektivierung gedacht, könnte man sagen, dass der RS die PTW *subjektiviert*, d. h. als *eigenes wissenschaftliches Subjekt* herausstellt.[63] Damit allein ist es jedoch noch nicht getan, denn auch die PTW bzw. die PT subjektiviert ihrerseits die sich aus allgemeinen Aussagen zusammensetzende Wissenschaftsphilosophie des RS, und zwar auf zweifache Weise: erstens aus der PT, wo es um den Umgang mit subjektivem Leid geht, und zweitens aus der PTW, die sich als eine *psychotherapeutisch subjektivierte* Wissenschaft versteht, d. h. als eine Wissenschaft, die sich vom Aufgabenkomplex der PT angesprochen und abhängig weiß.[64] RS, PT und PTW subjektivieren/mediatisieren einander: Sie bringen ihre jeweiligen Selbst-Differenzen zur Geltung. Wir haben somit ein mediales Verhältnis wechselseitiger Abhängigkeiten vor uns: Philosophie wirkt ebenso subjektivierend-mediatisierend auf die PTW ein wie umgekehrt diese auf die Philosophie. Das Verhältnis von PTW und RS entwickelt sich dadurch von einem psychotherapie-*wissenschaftsphilosophischen* Status zu einem psychotherapiewissenschafts-*philosophischen*. Durch die Weiterentwicklung haben wir nicht mehr eine externe Philosophie im Verhältnis

63 Subjektivieren: die jeweiligen Selbst-Differenzen zur Geltung bringen.

64 Vgl. dazu Stephenson, der sich explizit um eine *psychotherapeutisch subjektivierte PTW* bemüht.

zur PTW vorliegen, sondern eine eigene *Philosophie der PTW*. PT und PTW sind daher auch nicht angewandte Philosophie oder Teildisziplinen derselben, sondern eigenständige Subjekte, die in einem VTV mit der Philosophie stehen. (Umgekehrt ist natürlich auch die Philosophie kein Anwendungsfall von PT oder PTW.) Mit der PT kommt jedenfalls etwas (wieder) in die Philosophie zurück, was zur *conditio (in-)humana* gehört und nur teilweise in philosophische OS Eingang gefunden hat:[65] ein *affektives* und leibhaftiges Betroffen- und Ergriffen-Sein von dem, was uns durchdringt.

Damit leiten wir zu Teil II über. Mit dem menschlichen Subjekt ist nämlich nur ein Aspekt eines umfassenderen Feldes angesprochen, in das dieses Subjekt eingebettet ist und mit dem es in Wechselwirkung steht. Wie zu erkennen war, kann auch dieses Feld als Subjekt aufgefasst werden, dem ein unverfügbares Moment nicht abgesprochen werden kann. Die psychotherapeutische Situation ist ein Beispiel dafür, wie zwei (oder mehrere) menschliche Subjekte einander vor dem Hintergrund unterschiedlicher Ordnungssysteme mediatisieren und subjektivieren. Nochmals erweitert wird dieses praxisbezogene VTV durch das Einbeziehen anderer wissenschaftlicher Subjektivitäten. Darum geht es im folgenden Teil II. Im Hintergrund steht dabei, dass PTW eine Wissenschaft ist, die von Bedingungen abhängt, die außerhalb ihrer selbst liegen. Bedingungen wie Gesellschaft, Psychotherapie, Gesetzeslage, Politik, Wissenschaftsphilosophie usw. subjektivieren diese neue Wissenschaft bzw. die sie gestaltenden Forschenden. Im Zurückwirken auf ihre Ausgangsbedingungen kann PTW zu jenem besonderen Subjekt werden, dessen Aufgabe unter anderem darin bestehen sollte, das zu vertreten, was nicht aus- und nicht eingeschlossen werden kann: ein ihrem „Gegenstand" angemessenes Verständnis und einen Wissenschaftsbegriff, der darauf besteht, dass das Wesentliche an dem vor einem größeren Hintergrund verstandenen Menschen nicht verloren geht. Um dieser Aufgabe entsprechen zu können, bedarf es einer eigenen psychotherapiewissenschaftsphilosophischen Ausrichtung.

---

65 Deleuze entwickelt etwa in der Nachfolge von Spinoza und Nietzsche einen Typ von Ethik, der nicht mehr transzendenten Maßstäben unterworfen ist, sondern sich auf Existenzweisen ausrichtet, die mit der Art der *Affektion* zusammenhängen: *Reaktive* Kräfte schneiden das Subjekt von seinem Bestreben (*conatus*) ab, „bis ans Ende" zu gehen, und halten es in einem Zustand von Einschluss. Das Subjekt muss sich also davon lösen (T-Phantasma), es muss Affekt und Leidenschaft lösen sowie sein Begehren mit der Vernunft verbinden, um freudvoll leben zu können (Deleuze 1993). Die pragmatische Maxime lautet deshalb: „Für jedes Ding müssten die besonderen Mittel gefunden werden, durch die es bejaht wird und aufhört, negativ zu sein" (Deleuze 1985, 22). Hier wird deutlich, dass es sowohl notwendig ist, sich aus reaktiven Bindungen lösen zu können (Trennung), als auch, sich mit förderlichen Kräften verbinden zu können.

II.
Wissenschaftliche Subjektivitäten

1. Psychotherapie und Wissenschaft – eine Nabelschau?[66]

Der folgende Aufsatz geht auf die Texte *Wissenschaftstheoretische Überlegungen zur Psychotherapiewissenschaft* (2016) und *Der Wissenschaftsbegriff der Psychotherapiewissenschaft* (2019) von Markus Erismann ein. Erismann geht den beiden Fragen nach, wie Psychotherapiewissenschaft als *eigenständige* Wissenschaft ausgewiesen werden kann und ob der „subjektive Faktor" mit einem allgemeinen Wissenschaftsbegriff zu vereinbaren ist. Bezüglich der ersten Frage wird für einen *externen* wissenschaftstheoretischen Zugang im Vergleich zu einem aus einer Nabelschau der Psychotherapien gewonnenen Begriff von Psychotherapiewissenschaft plädiert. Bezüglich der zweiten Frage wird gezeigt, dass Wissenschaft prinzipiell *selbst-different* ist und dass auch der verpönte „subjektive Faktor" nicht aus den Wissenschaften eliminiert werden kann.

Gleich vorweg: Worin ich Erismann zustimme, ist erstens, dass die dringende Notwendigkeit besteht, Psychotherapiewissenschaft als *eigenständige* Wissenschaft auszuweisen, und zweitens, dass der für die Psychotherapie zentrale „subjektive Faktor" nicht einem einseitigen, vor allem naturwissenschaftlich orientierten Wissenschaftsbegriff geopfert werden sollte. Zwei Fallstricke sind bei diesem Unterfangen zu vermeiden: Der erste ergibt sich aus einem Wissenschaftsbegriff, der aus einer Nabelschau der Psychotherapieschulen gewonnen werden soll. Statt einer Nabelschau wäre eine *externe* wissenschaftstheoretische bzw. -philosophische Perspektive zu überlegen. Der zweite liegt in einem unkritischen Transfer von Begriffen wie *Wissenschaft* aus der allgemeinen Wissenschaftstheorie oder *Subjekt* aus einer besonderen Philosophie. Hier ist zu bedenken, dass Wissenschaft, die Philosophien der Wissenschaften und auch die Wissenschaftstheorie in einer Denktradition stehen, in der die *conditio (in-)humana* in unterschiedlichen Facetten eines Gesamtpanoramas zur Sprache kommt. Gemeint ist die Traditionslinie, die vom Mythos über die Metaphysik als erste Wissenschaft hin zu den Wissenschaften, zur Wissenschaftstheorie und letztlich auch zur Psychotherapie (und damit zur Psychotherapiewissenschaft) führt. In dieser Tradition und ihrer inhärenten Kritik haben sich im Lauf der Geschichte differenzielle Denkweisen und Auffassungen *(Selbst-Differenzen)*[67] herausgebildet, die es bei Begründungs- wie Abgrenzungs-

---

66 Der Text wurde erstmals im Journal Psychotherapie-Wissenschaft 2019/2 veröffentlicht (Burda 2019b).

67 *Selbst-Differenz* heißt, dass jede konkrete Form von Identität immer einen gewissen Widerspruch, eine Ambivalenz, etwas Paradoxes, eine Gegenlogik oder eine Doppelung in sich enthält. In Bezug auf einen wissenschaftlichen Gegenstand zeigt sich das etwa daran, dass unterschiedliche Deutungen möglich sind, die letztlich allesamt auf einen phantasmatischen Hintergrund hinweisen.

fragen der Psychotherapiewissenschaft sowohl in Hinblick auf andere wissenschaftliche Disziplinen als auch in Hinblick auf das Heilverfahren Psychotherapie zu berücksichtigen gilt. Zum Abschluss wird die *interne* Selbst-Differenz der Psychotherapiewissenschaft thematisiert.

1) Konzentrieren wir uns zunächst auf das Verhältnis von Psychotherapie, Psychotherapiewissenschaft und Wissenschaftstheorie. Ich zitiere zunächst das Abstract von Erismanns Aufsatz *Wissenschaftstheoretische Überlegungen zur Psychotherapiewissenschaft*:

> „Wissenschaftstheorie – verstanden als Reflexion auf die wissenschaftliche Tätigkeit –, Methodologie – verstanden als Reflexion auf die wissenschaftliche Verfahrensweise – und Wissenschaftsgeschichte erhöhen den Grad an Methodizität, d.h. der Selbstreflektiertheit einer bestimmten Wissenschaft, wodurch diese ein besseres Selbstverständnis gewinnt. Die vorliegenden wissenschaftstheoretischen Überlegungen sollen zeigen, dass die Psychotherapiewissenschaft für methodologische Selbstreflexion prädestiniert ist, welche den Grad ihrer Methodizität erhöht und zur Anerkennung als eigenständige wissenschaftliche Disziplin beiträgt. Die Geschichte der Psychotherapiewissenschaft ist gekennzeichnet durch die Bildung einer Vielzahl von Schulen und Methoden, die zum Paradigma der Psychotherapiewissenschaft gehört. Ihr fehlt aber ein schulenumfassender wissenschaftstheoretischer Rahmen, der auch ihrem interdisziplinären Charakter gerecht wird. Weil die psychotherapeutische Situation durch methodische Selbstreflexion gekennzeichnet ist, liegt es nahe, dass der Psychotherapiewissenschaftler über ein ausgeprägtes Bewusstsein der methodischen und methodologischen Selbstreflexion verfügt. Durch die Entwicklung einer eigenen Wissenschaftstheorie, Methodologie und Wissenschaftsgeschichte gelangt die Psychotherapiewissenschaft zu einem mehr reflektierteren Selbstverständnis, das im Hinblick auf ihre Anerkennung als eigenständige Disziplin grundlegend ist“[68].

Die Situation, bei der es um das Verhältnis von Wissenschaftstheorie, Psychotherapieschulen und Psychotherapiewissenschaft geht, ist, laut Erismann, wie folgt:

a) Es gibt eine Vielzahl von Psychotherapieschulen.
b) Es fehlt ein umfassender wissenschaftstheoretischer Rahmen.
c) Dieser soll entwickelt werden.
d) Die Psychotherapieschulen zeichnet hohe Selbstreflexion aus.
e) Deshalb soll Psychotherapiewissenschaft für die methodische Selbstreflexivität prädestiniert sein.
f) Dies soll die Wissenschaftstheorie zeigen.

68 Erismann 2016, 6.

g) Eine Wissenschaftstheorie gibt es aber noch nicht.
h) Es gibt Hinweise auf die Wissenschaftstheorie von Kuhn durch das Dual paradigmatisch/prä-paradigmatisch.

Der Ansatz ist meines Erachtens zirkulär, er verwischt Begründungslinien sowie die Begriffe von Wissenschaftstheorie, Psychotherapiewissenschaft und Psychotherapie. Ein Satz wie „Weil die psychotherapeutische Situation durch methodische Selbstreflexion gekennzeichnet ist, liegt es nahe, dass der Psychotherapiewissenschaftler über ein ausgeprägtes Bewusstsein der methodischen und methodologischen Selbstreflexion verfügt"[69], erklärt nicht, warum dies so sein sollte. Ist das so, weil Psychotherapeut*innen zugleich auch Psychotherapiewissenschaftler*innen sind, wie Freuds *Junktim vom Heilen und Forschen* erklärt? Und wie verhält sich dies zu einer ebenso angesprochenen Wissenschaftstheorie? Es soll einerseits *wissenschaftstheoretisch* gezeigt werden, dass die Psychotherapiewissenschaft eine hohe *Methodizität* hat. Die entsprechende Wissenschaftstheorie soll aber erst aus der hohen Selbstreflexivität der Psychotherapieschulen gewonnen werden, für die jedoch *keine gemeinsame* wissenschaftstheoretische Grundlage angegeben werden kann. Was es gibt, ist ein Verweis auf Kuhn (1978/2017): Die Psychotherapieschulen repräsentieren Kuhns *prä-paradigmatisches* Stadium und die Frage stellt sich, wie daraus ein psychotherapiewissenschaftlich relevantes Paradigma entstehen soll. Das Begründungsproblem verschiebt sich damit vom Verhältnis Wissenschaftstheorie zu Psychotherapiewissenschaft auf das Verhältnis von Psychotherapieschulen zu Wissenschaftstheorie. Dabei wird vieles einfach als gegeben vorausgesetzt (z. B. Begriffe wie Subjekt, Intersubjektivität, Wissenschaft).

Der Lösungsansatz ist folgender: Aus der Not wird eine Tugend gemacht, indem die Vielfalt der Psychotherapieschulen – also das Prä-Paradigmatische – einfach zum Paradigma der Psychotherapiewissenschaft erklärt wird. Dieses Paradigma – das „zentrale Verständnis des betreffenden Gegenstandsbereiches" – findet sich so zum Prinzip erhoben auch in der *Schweizer Charta* verankert. Die Frage ist nur, auf welcher Ebene das Paradigma ausgewiesen werden soll. Von der Wissenschaftstheorie kann dies nicht geleistet werden, da es sie noch nicht gibt (Punkt g). Nimmt man dagegen an, dass auf die Kuhn'sche Wissenschaftstheorie Bezug genommen wird, dann widerspricht der Schluss von den Psychotherapieschulen gerade ob ihrer uneinheitlichen Praktiken dem behaupteten Paradigma. Folgt man Kuhn, dann müsste das Paradigma die Vielzahl der Praktiken, die für das Prä-Paradigmatische charakteristisch ist, vereinheitlichen und damit *beenden*. Das widerspricht aber dem Bekenntnis zur Pluralität in der *Charta*. Folgt man Kuhn weiter, ist auch problematisch, dass die „Annahme eines gemeinsamen Paradigmas die wissenschaftliche Gemeinschaft erst einmal von dem Zwang befreit, ihre

---

69 Ebd.

Grundprinzipien fortgesetzt zu überprüfen" (ebd. 175). Der Grund dafür ist, dass ja genau die Selbstreflexion nicht wie bei Kuhn *weniger*, sondern im Gegenteil *mehr* werden soll. Der Gebrauch des Begriffs Paradigma ist auch insofern zweifelhaft, als ein Paradigma seinen Status deshalb erlangt, weil es „bei der Lösung einiger Probleme, welche ein Kreis von Fachleuten als brennend erkannt hat" (ebd. 37), erfolgreicher ist als ein mit ihm konkurrierendes. Hier drängt sich die Frage auf, ob es bei Erismann um ein Paradigma in dem Sinne gehen kann, dass ein *wissenschaftliches* Problem gelöst werden soll. Der Bezug scheint nicht einer wissenschaftlichen Problemlösung geschuldet zu sein, sondern eher einer gewissen Notlage, die mehr mit brennenden berufspolitischen Fragen denn mit wissenschaftlichen Problemen zu tun hat. Kuhn ist also nicht unbedingt die beste Referenz für das Unterfangen.

Kehren wir noch einmal zum Lösungsansatz zurück, bei dem einerseits das Besondere bzw. der gemeinsame Nenner des Besonderen zum Prinzip erhoben (Punkt d) und andererseits das Fehlen eines Prinzips beklagt wird (Punkt b bzw. g). Alles hängt an der Frage, *auf welcher hierarchischen Ebene die wesentliche Entscheidung getroffen wird*, dass die Vielzahl der Psychotherapieschulen mit ihren impliziten Welt- und Menschenbildern bzw. ihren aus Natur- und Geisteswissenschaften stammenden Auffassungen von Wissenschaft *das* Paradigma der Psychotherapiewissenschaft darstellen sollen. Eigentlich müsste dies doch mit Referenz auf die Wissenschaftstheorie geklärt werden: Es soll schließlich *wissenschaftstheoretisch* „gezeigt werden, dass die Psychotherapiewissenschaft für methodologische Selbstreflexion prädestiniert ist" (Erismann 2016, 6). Nur: Es gibt weder die Psychotherapiewissenschaft als solche (Punkte b; e) noch – sieht man von dem bereits abgehandelten Hinweis auf Kuhn ab – eine Wissenschaftstheorie (Punkt g). Beide werden eigentlich erst aus der Vielfalt bzw. aus der hohen methodischen Selbstreflexivität der Psychotherapieschulen rekrutiert (Punkte d; e).

Doch worauf reflektieren die Psychotherapieschulen tatsächlich? Reflektieren sie tatsächlich die eigenen Voraussetzungen ihrer Praxis und Theorie? Geht ihre Selbstreflexivität tatsächlich in Richtung einer (Meta-)*Theorie zweiter Ordnung*? Die Selbstreflexivität bezieht sich doch in erster Linie auf den therapeutischen Prozess und die Applikation einer Methode. Das dahinterstehende wissenschaftliche Verständnis stammt jedoch wieder aus jenen Wissenschaften, von denen man sich eigentlich abgrenzen möchte, also aus der Naturwissenschaft bzw. Geisteswissenschaft[70]. Es gibt somit keine *neutrale* metatheoretische Basis, die die Selbstreflexivität der Psychotherapieschulen anleiten könnte. Diese wird erst nachträglich auf die Psychotherapiewissenschaft projiziert, das heißt, erst nachdem diese zum Träger des versammelnden Paradigmas hochstilisiert wurde. Worin gründet sich

70 Wenn man hier in Betracht zieht, dass in manchen Staaten ohnehin nur Ärzt*innen und Psycholog*innen Psychotherapie anbieten dürfen, dann entfällt auch der Bezug auf die Geisteswissenschaften.

nun die Selbstreflexivität der so hochstilisierten Psychotherapiewissenschaft? Aus der angegebenen wissenschaftstheoretischen Reflexion, für die die Psychotherapieschulen via Vermittlung durch die Psychotherapiewissenschaft selbst die Basis geliefert haben. Die Psychotherapiewissenschaft soll daraus eine eigene Wissenschaftstheorie generieren, die ihr wiederum dabei helfen könnte, als wissenschaftliche Disziplin anerkannt zu werden.

Kurzum: Wenn *wissenschaftstheoretisch* gezeigt werden soll, dass Psychotherapiewissenschaft eine hohe Methodizität hat, dann stammt diese Zuschreibung aus der gesammelten Selbstbeschreibung der Arbeitsweise der Psychotherapieschulen. So wird eine eigene Wissenschaftstheorie gebildet, die zugleich zeigen können soll, dass die allgemeine, also nicht-schulenspezifische Psychotherapiewissenschaft für methodische Selbstreflexivität prädestiniert sein soll: ein klassischer *Gegenstand-Methode-Zirkel*. Selbstreflexivität heißt hier buchstäblich, dass man sich in einer Art wissenschaftlicher Nabelschau in sich selbst reflektiert.

Dazu eine kleine Ergänzung: Als Leitdisziplin für die hohe Selbstreflexivität wird von Erismann die Psychoanalyse genannt. Gewährsmänner sind Habermas (1975, 262), der schreibt, dass die Psychoanalyse als das „einzige greifbare Beispiel einer methodische Selbstreflexion in Anspruch nehmende[n] Wissenschaft relevant" ist, und Wagner (1996, 235), für den die Psychoanalyse die Schule „mit der längsten Tradition der Auseinandersetzung mit wissenschaftstheoretischen Fragestellungen ist". Sehen wir hier einmal von kritischeren Stimmen wie Popper (1979) ab: Bei der Psychoanalyse wiederholt sich die externe Vielfalt der Psychotherapieschulen insofern schulen-intern, als es eine Vielzahl miteinander in Konflikt stehender psychoanalytischer Richtungen gibt, die einander gegenseitig den Vorwurf der Unreflektiertheit machen. Als Beispiele erwähne ich hier etwa Lacans Auseinandersetzung mit Klein oder die Debatte zwischen Freud und Jung. Folgt man Kuhn, so müsste die Erwähnung der Psychoanalyse als Leitdisziplin dieser außerdem eine besondere „Reife" attestieren. Das hieße dann aber, dass die Psychoanalyse nicht mehr dem prä-paradigmatischen Stadium der anderen Psychotherapie-Schulen angehören dürfte, da Reife bereits die paradigmatische Phase charakterisiert.

Was also fehlt, ist das differenzierende Außen, das triangulierende Dritte, das die Selbstidentität von Psychotherapieschulen-Wissen, Psychotherapiewissenschaft und besonderer Wissenschaftstheorie zugleich aufbrechen und auf einem gemeinsamen Boden miteinander in Verbindung halten könnte. Der Verweis auf den Unterschied zwischen einer allgemeinen Wissenschaftstheorie, die auf die „Natur der Wissenschaft" gerichtet ist, und einer speziellen Wissenschaftstheorie (der Psychotherapiewissenschaft), die sich selbst zugleich mit den sich aus der Praxis „ergebenden methodologischen Entscheidungen" hinsichtlich der „Konstitutionsbedingungen" ihres Gegenstandes reflektieren können soll, ist hier zu wenig. Diese trennend-verbindende Position fehlt im Verhältnis von Psychotherapieschulen, Psychotherapiewissenschaft und Wissenschaftstheorie. Diese Funktion müsste eigentlich *von außen*, das heißt von einem eigenen wissenschaftstheoretischen bzw. -philosophischen Ansatz, kommen.

2) Damit komme ich zum zweiten Text Erismanns (2019), in dem es um den Aufweis einer Konkordanz zwischen dem Wissenschaftsbegriff der Psychotherapiewissenschaft und einem „allgemein anerkannten Wissenschaftsbegriff" geht. Erismann unterscheidet dabei das „Verständnis einer Wissenschaft von Wissenschaft" und das „Selbstverständnis dieser Wissenschaft als Wissenschaft". Also: Was versteht eine Wissenschaft unter *Wissenschaft*? Wie versteht sie *sich selbst als Wissenschaft*? Diese Unterscheidung erinnert an Fragestellungen aus dem ersten Text: Ist gemeint, was Psychotherapie unter Wissenschaft versteht bzw. wie sie sich selbst als Wissenschaft erfasst? Oder geht es um Psychotherapiewissenschaft als eigenständige wissenschaftliche Disziplin? Der Autor meint wohl Ersteres: Es geht um Psychotherapie nicht nur als spezifisches Heilverfahren, sondern um *Psychotherapie als Wissenschaft* (was ich im Folgenden als Psychotherapie-Wissenschaft im weiteren Sinne bezeichnen möchte, um den Unterschied zur *theoretischen Disziplin* Psychotherapiewissenschaft im engeren Sinne zu unterstreichen). Diese Vermutung stützt sich auf die Fragestellung, wie die für das Selbstverständnis von Psychotherapie als Wissenschaft wichtigen Faktoren des *Subjektiven*, *Individuellen* und *Widersprüchlichen* im Vergleich mit den allgemeinen wissenschaftlichen Kriterien wie *Objektivität*, *Überprüfbarkeit* und *Intersubjektivität* einzuschätzen sind. Nun, diese Problematik stellt sich eigentlich nur für eine um Konkordanz bemühte Psychotherapie-Wissenschaft, die diese Frage *von der Psychotherapie ausgehend* aufwirft. Für die Psychotherapiewissenschaft im engeren Sinne stellt sich diese Problematik nur indirekt, da die Frage nach ihrer Wissenschaftlichkeit eine andere ist. Selbst wenn man bedenkt, dass zwischen Psychotherapie und Psychotherapiewissenschaft ein asymmetrisches Abhängigkeitsverhältnis besteht – ohne Psychotherapie gäbe es den Diskurs über Psychotherapie nicht –, könnte Psychotherapiewissenschaft es beim bloßen Aufweis belassen, *dass* eine Diskrepanz dieser Art besteht. Sie könnte natürlich auch die Frage nach der Konkordanz stellen und damit die Reflexionsleistung der Psychotherapie-Schulen unterstützen, müsste dafür allerdings einen anderen (metatheoretischen) Rahmen zur Verfügung haben, der etwa imstande wäre, das Verhältnis des *Physischen der Psyche* und des *Psychischen des Physischen* zu reflektieren.[71] Mit dieser Reflexion ginge es dann nicht bloß um eine Annäherung eines an der Psyche orientierten Heilverfahrens an einen naturwissenschaftlich formatierten Wissenschaftsbegriff, sondern legitimerweise auch um die Frage, welche der Psyche zuzurechnenden Faktoren einen Wissen-

71 In diesem Zusammenhang möchte ich auf die persönliche Erfahrung mit Studierenden der Psychotherapiewissenschaft verweisen, die völlig ratlos auf die Frage reagieren, was eigentlich mit *Psyche* gemeint sein könnte.

schaftsbegriff dieser Art eigentlich erst generieren und unterstützen (freilich ohne dabei in einen Psychologismus abzugleiten).

Damit ginge es auch um die Schaffung eines Bewusstseins für das *epistemisch Unbewusste* im Sinne der unreflektierten (phantasmatischen) Vorannahmen nicht nur des eigenen, sondern auch des naturwissenschaftlich orientierten Wissenschaftsbegriffes. Auf Fragen dieser Art komme ich nachfolgend in Zusammenhang mit dem *Leib-Seele-Problem* noch zurück. Wenden wir uns nun wieder dem Ausgangstext zu. Um das wissenschaftliche Selbstverständnis der Psychotherapie-Wissenschaft darzustellen, verweist Erismann mit Buchmann und Kollegen (1996, 104) auf die „besondere Forschungsmethode, die der Psychotherapiewissenschaft ihre Eigenständigkeit verleiht". Diese liegt in der interaktiven Datenerhebung und Untersuchung während der Therapie, die von einer systematischen und kritischen Reflexion flankiert wird. Psychotherapie wird als intersubjektives Geschehen ausgewiesen, wobei das willkürlich anmutende Moment des Subjektiven durch empathische Perspektivenübernahme und permanente Selbstreflexion minimiert werden soll. Subjektives Erleben und Wahrnehmen der objektiven Realität werden damit auf einer „höheren Ebene" integriert (Barwinski 2017, 23). In der Subjekt-Subjekt-Beziehung konstituiert sich im Dialog eine intersubjektive Bedeutungsstruktur (Wagner 1996, 230).

Wie im ersten findet sich also auch hier im zweiten Text der Bezug auf das „selbstreflexive Selbstbewusstsein" als entscheidende, die Wissenschaftlichkeit garantierende qualitative Forschungsmethode. Die kritische Reflexion des Erlebens bezieht sich auf die Theorie, auf das „hermeneutische Erfassen der Individualität des Seelischen" (ebd. 244; zit. n. Erismann 2019), das nach Regelhaftigkeiten untersucht und qualitativ interpretiert wird; die Selbstreflexion wird auch bei Patient*innen angeregt, die Ergebnisse können validiert werden. Objektivität, Überprüfbarkeit und Intersubjektivität sind damit für Erismann gegeben und stellen keinen Widerspruch zum Subjektiven und Individuellen dar. Was noch offenbleibt, ist die Widersprüchlichkeit bzw. Ambivalenz, die mit Bezug auf die *Dialektik des Selbstbewusstseins* von Fischer (2008) als „produktive Entwicklungsfaktoren für den Erkenntnisprozess" ausgewiesen wird. Trotz der Abweichungen des Wissenschaftsbegriffs der Psychotherapiewissenschaft ist damit eine Übereinstimmung mit der „allgemein anerkannten Auffassung von Wissenschaft möglich".

Nun, ich möchte meine Bedenken aus dem ersten Teil hier nicht mehr wiederholen. Statt zu zeigen, dass der Wissenschaftsbegriff der Psychotherapiewissenschaft trotz Abweichungen von anerkannten Auffassungen von Wissenschaft mit diesen zu vereinbaren ist, möchte ich den alternativen Gedankengang verfolgen, inwiefern jeder Wissenschaftsform erstens eine inhärente *Selbst-Differenz* eigen ist und inwiefern zweitens Wissenschaft prinzipiell nicht ohne einen „subjektiven Faktor" auskommen kann. Diese Argumentation ließe sich sowohl in der Begründung von Psychotherapiewissenschaft als auch in der Auseinandersetzung mit anderen Wissenschaften geltend machen. Am Beispiel der *Wissenschaftstheorie* kann beides gezeigt werden: die inhärente Selbst-Differenz und das nicht auszublendende subjektive Moment. Wissenschaftstheorie etablierte sich erst in der ersten Hälfte des 20. Jahrhunderts als eigene philosophische Disziplin und hatte ihre Blütezeit in den 70er und 80er Jahren. Angeregt durch die politischen Umbrüche zu Beginn des 20. Jahrhunderts und die bahnbrechenden Erkenntnisse in der Physik wurden in Wien und Berlin wissenschaftstheoretische Ansätze erarbeitet, deren Ziel eine *Einheitswissenschaft* war. Vorbild war dabei die Physik, die als beispielhaft galt. Zu nennen sind hier der *Wiener Kreis* mit Schlick, Carnap, Neurath und anderen. Man strebte an, den *ontologisch* (metaphysisch) verstandenen Physikalismus, Naturalismus oder Materialismus als nicht empirisch einholbar und damit als sinnlos auszuweisen.

Diesen ersten Wissenschaftstheoretikern ging es um Geltungsansprüche von Aussagen, die nur so weit anerkannt werden sollten, wie sie dem rekonstruierten Argumentationsmuster der Physik folgen. Die Mittel der Wahl waren logische Analysen, formale Logik und die neu entstehende Sprachphilosophie. Philosophie sollte derart zur Wissenschaftslogik (Carnap) werden. Es zeigte sich jedoch bald, dass wissenschaftstheoretische Programme selbst auf etwas beruhen, dem sie entsagen wollten, nämlich auf *Fantasien über das Verhältnis von Wirklichkeit und Wissenschaft*, das heißt auf etwas, das der Metaphysik als haltloses Spekulieren vorgeworfen wurde. So lassen sich etwa theoretische Begriffe nicht einfach formal-logisch begründen und haben selbst keine empirische Bedeutung. Sie sollen diese nur in Verbindung mit anderen theoretischen Begriffen auf dem Weg der „prognostischen Relevanz“ bekommen. Die prognostische Relevanz wiederum lässt sich ausschließlich mit syntaktischen bzw. semantischen Mitteln nicht ermitteln und muss auf pragmatische Mittel zurückgreifen (Kötter 2017). Oder, wie Neurath es selbst ausdrückte: Sätze können wiederum nur mit Sätzen verglichen werden, nicht aber mit der *Realität*. Mit der Abwendung des Logischen Empirismus von der Metaphysik wurde – und dies ist eine folgenschwere Entscheidung, die für unser Thema relevant ist – das *Verhältnis von Innen- und Außenwelt* zu Fall gebracht. Obwohl etwas später mitunter doch versöhnliche Töne angeschlagen wurden (etwa Popper), hat das moderne wissenschaftstheoretische Denken bis heute die Tendenz beibehalten, metaphysischen Fragen tunlichst aus dem Weg zu gehen, um die Innenwelt physikalistisch auffassen und den Schwerpunkt eher auf die Methodologie legen zu können. Dass gerade diese anti-metaphysische, gegen jeden Dogmatismus in Begründungsfragen gerichtete Denkweise genau jenen dogmatischen Anspruch selbst inszeniert, hat die Geschichte der Wissenschaftstheorie längst erwiesen.[72] So wurden vor allem die beiden Grundthesen des Empirismus –

72 Titulierte etwa Carnap Metaphysik als *inadäquates Ausdrucksmittel für das Lebensgefühl* und bezeichnete den Metaphysiker als *Musiker ohne musikalische Fähigkeiten*, der im

„I) Die Sprache der Naturwissenschaften lässt sich so aufbauen, dass sie nur deskriptive Terme enthält, die durch Bezugnahme auf Erfahrungen interpretiert sind. II) Alle wahren naturwissenschaftlichen Behauptungen lassen sich durch Beobachtungen und nur durch Beobachtungen begründen" (v. Kutschera 1972, 475) –

in der auf den Logischen Empirismus folgenden wissenschaftstheoretischen Diskussion an ihre Grenze geführt. Ich erwähne hier besonders Wolfgang Stegmüller, der Ansätze von Kuhn, Lakatos und Sneed kombiniert. Um es kurz zu machen: Es sind besonders zwei Momente, die zeigen, dass es mit reiner Empirie nicht getan ist.

Das erste betrifft die Trennung von *Theorie und empirischem Gehalt*, das zweite die *Trennung von Genese und Geltung*. Sneed zeigte in *The Logical Structure of Mathematical Physics* (1971), dass eine Theorie nicht mehr als bruchloser Zusammenhang von Sätzen mit hypothetisch-empirischem Charakter aufgefasst werden kann. Er unterschied die physikalische, aus einer axiomatischen Struktur bestehende Theorie und die Menge von Modellen, die diese Struktur belegen; aus dieser Menge sollen solche Modelle ausgewählt werden, die empirisch interpretiert werden können. Sneeds Modell erlaubte damit erstmalig eine Unterscheidung von (physikalischer) Theorie und dem empirischen Gehalt dieser Theorie.

Das zweite Moment ergab sich durch den Wechsel vom methodologischen Induktivismus des 17., 18. Jahrhunderts zum hypothetisch-deduktiven Rationalismus des 19. Jahrhunderts. Strebte Wissenschaft im 17., 18. Jahrhundert an, Phänomene sachangemessen, das heißt *ohne subjektive Einflüsse oder Vorlieben* wiederzugeben, so brachte der Wechsel mit sich, dass nun methodologische Bedingungen erst bei der fertigen Hypothese zum Tragen kommen sollten und nicht bereits bei der Hypothesenbildung. Grund für diese methodische Umwälzung war, dass man zunehmend gewahr wurde, dass sich Wissenschaft keinesfalls auf Hypothesen beschränken ließ, für die Beobachtungsbezüge feststellbar waren (siehe Elektrodynamik, Lichtwellen etc.). Dadurch ergab sich, dass die Geltungsansprüche von Hypothesen tiefer angesetzt werden konnten als bisher, da sie nicht länger mit Daten gestützt sein mussten. Dieser Ansatz erweiterte somit das Spektrum zulässiger Hypothesen. Es entstanden aber auch neue Probleme, die in Hinblick auf unsere Thematik nicht uninteressant sind. Das erste Problem ist die sogenannte *Duhem-Quine-Unterbestimmtheit,* das zweite die *Kuhn-Unterbestimmtheit* (siehe dazu Carrier 2009, auf den ich mich im Folgenden beziehe).Die Duhem-Quine-Unterbestimmtheit besagt, dass jede gegebene Menge von Erfahrungsbefunden durch unterschiedliche, begrifflich *unvereinbare Erklärungssätze* wiedergegeben werden kann. Die Betrachtung solcher Alternativen zeigt, dass Logik und Erfahrung allein

Gegensatz zum Musiker sein Lebensgefühl nicht ausdrücken kann, so erwies sich gerade sein bevorzugtes Ausdrucksmittel, die Logik, als ebenso aporetisch und totalitär in ihrem Anspruch, *die* Sprache der Wissenschaft zu repräsentieren.

nicht einen einzigen Denkansatz als gerechtfertigt oder wahr auszeichnen können, sondern dass *zusätzliche* Kriterien für die Auswahl eines Ansatzes aus der Klasse empirisch äquivalenter Alternativen erforderlich sind. Die Möglichkeit einer *alternativen Theoriewahl* sprengt das einfache hypothetisch-deduktive Schema. Die hypothetisch-deduktive Bestätigung kann nämlich nicht sicherstellen, dass Hypothesen mit zutreffenden Erfahrungsfolgen gültig sind. Sie beinhaltet den logischen Fehlschluss von der Bestätigung der Konsequenz auf die Richtigkeit der Prämisse, die sich dadurch zeigt, dass alternative Annahmen zu gleichen Ergebnissen bzw. Folgen führen können. Die Auswahl aus der Klasse empirisch äquivalenter Alternativen muss deshalb nicht-empirische Ansprüche heranziehen. Nach Kuhn wird eine Hypothese anhand von nicht-empirischen Ansprüchen aus einer Liste epistemischer Ansprüche wie *Genauigkeit*, *Widerspruchsfreiheit*, *Breite des Anwendungsgebietes* und *Fruchtbarkeit* beurteilt. Doch selbst dann, wenn nicht-empirische Kriterien zusätzlich zur empirischen Übereinstimmung in Betracht gezogen werden, ist die Theoriewahl immer noch nicht eindeutig, da wiederum eine *Mehrzahl von Beurteilungskriterien* möglich ist.

Beide Problemfelder erweisen also, dass es mit Empirie allein nicht getan ist: Es bedarf immer nicht-empirischer bzw. auch pragmatischer Kriterien. Damit blitzt jedoch noch etwas durch, das der Induktivismus ausschließen wollte und das der deduktiv-hypothetische Ansatz als Problem aufzeigt: ein nicht-normierbares Moment, dem die Kampfansage der Wissenschaftstheorie an die Metaphysik ursprünglich gegolten hatte und das nun zur *Selbst-Differenz* einer bestimmten Form von Wissenschaftstheorie gehört, die sich eingestehen muss, weder alles rational begründen noch alles auf Empirie aufbauen zu können. Was sich damit zeigt, ist auch für ein allgemeines Verständnis von Wissenschaft relevant: Wissenschaft, gleich welcher Art, ist sowohl in ihrem internen als auch in ihrem externen Verhältnis selbst-different, das heißt ein komplexes Verbindungs- und Trennungsverhältnis, an dem immer Nicht-Wissenschaftliches, Nicht-Normierbares und letztlich Subjektives mit in Betracht gezogen werden muss. Dies im Auge zu behalten, ist wichtig, wenn es darum geht, einen psychotherapiewissenschaftlich relevanten Wissenschaftsbegriff formulieren zu wollen.

Eine Gefahrenquelle bei der Begründung des wissenschaftlichen Status von Psychotherapie bzw. auch von Psychotherapiewissenschaft liegt in einem „eingeschränkten Wissenschaftsbegriff" (Leuzinger-Bohleber et al. 2015, 112), der unreflektiert Paradigmen der Naturwissenschaft übernimmt und dabei vor allem das Problem nicht lösen kann, wie allgemeine Aussagen über individuell sich ereignende psychische Prozesse gemacht werden können. Plakativ gesagt stehen hier Flexibilität und Determinismus einander entgegen. Dies drückt sich bezüglich der Sprache im Widerspruch zwischen der Mehrdeutigkeit von Begriffen, die gerade als solche eine größtmögliche Freiheit in der Bedeutungszuschreibung gewährt, und der Forderung nach einer eindeutigen Verwendung von Begriffen im Wissenschaftskontext aus. Das klinisch-theoretische Wissen gilt zudem als subjektbezogen und situations- und kontextabhängig und deshalb als ungeeignet für die Aufstellung allgemein gültiger Aussagen. Besonders seitens psychodynamisch orientierter Psychotherapie-Richtungen wird umgekehrt festgestellt, dass quantitative Forschungsdesigns die spezifisch *menschliche* Dimension der Therapie nicht adäquat abbilden können, dass die Orientierung an der Veränderung von Beschwerden und Symptomen zu oberflächlich sei und dass die eigentliche Veränderung ohnehin im Bereich unbewusster Strukturen liege und deshalb nicht quantifizierbar sei. Genau diese Argumentation wird jedoch von der Gegenseite als Plädoyer für Unwissenschaftlichkeit ins Rennen geführt.

Wir betreten hier das extrem verminte Feld des *Leib-Seele-Problems*. Von der Seele ist in der modernen Naturwissenschaft nicht viel übrig geblieben. Seele, schreibt Gerhard Roth (2005, 37), ist ein „physikalischer Zustand", dessen Gesetze noch nicht hinreichend bekannt sind. Sinn macht die Rede von einer Seele nur mehr – wenn überhaupt – als „Einheit kognitiver, emotionaler und affektiver Zustände und Leistungen". Diese Einheit ist an Gehirnstrukturen und -prozesse gebunden und unterliegt den Naturgesetzen. Interessant ist nun, dass es *keine reine Naturwissenschaft* geben kann, der es gelingen könnte, das subjektive Moment völlig zu eliminieren bzw. deterministischen Kausalerklärungen zu unterwerfen. Auch die Naturwissenschaft kommt nicht um diesen subjektiven Faktor herum. Dazu zwei kurze Beispiele:

1) Das leitende Paradigma der Neurowissenschaft besagt etwa, dass das Gehirn sich gleichsam in einem dunklen, abgeschlossenen Behälter befindet. Die Sinneseindrücke werden als chemische Impulse durch Neuronen verarbeitet und dadurch wird ein Plan von der Welt und von uns selbst erstellt. Das Ich ist deshalb eigentlich ein Nebenprodukt der Kommunikation des Gehirns mit sich selbst. Ab etwa 100 Milliarden Neuronen soll so etwas wie (Selbst)-Bewusstsein entstehen. Unbeantwortet bleibt: Wie erkennt das Gehirn, dass es überhaupt erkennt, dass es eine Außenwelt gibt, dass es Gehirn ist? Und wie, dass es so ist, wie die Theorie es darstellt? So entsteht eine Reihe von Paradoxien: Es gibt ein Gehirn in einer Black Box, das die Illusion eines Ichs herausbildet, wobei dieses Ich wiederum eine Vorstellung davon produziert, dass es eigentlich ein Gehirn ist, das sich Vorstellungen von sich macht. Wir haben also feuernde Neuronen, die irgendwann eine Repräsentation ihrer Tätigkeit erstellen, die sich dann fragen kann, wo sie selbst beginnt.
2) Diese paradoxe Verdopplungslogik findet sich auch in der Annahme, dass eine ominöse „Natur" danach streben soll, das Leben über den Tod der Individuen hinaus fortzusetzen. In der populärwissenschaftlich verstandenen Evolutionstheorie heißt es demgemäß, dass es dem „Leben" darum geht, sich selbst zu reproduzieren. Es geht also nicht um den einzelnen Menschen, sondern um eine

Art *Metasubjekt* im Hintergrund, das jedoch paradoxerweise genau die Individuen braucht, um sich selbst erhalten und weiter fortsetzen zu können.

In beiden Beispielen kommt das ausgeschlossene Subjektive wieder durch die Hintertür ins Spiel, nämlich projiziert auf die „Natur", das Gehirn oder das „Leben". Nun, weder eine verabsolutierte Natur ohne Subjekt noch ein verabsolutiertes Subjekt ohne Natur kann befriedigende Lösungen darstellen. Weder kommt das Ich ohne Verbindung zur „Natur" aus noch diese Natur ohne eine Art „subjektiven Faktor". In beiden Fällen – also sowohl dann, wenn sich das Ich über seine Verbindung zur Natur aufzuklären beabsichtigt, als auch dann, wenn sich diese Natur bewusst werden soll – ist der „Stoff", um den es geht, phantasmatisch bzw. selbst-different. Daraus folgt auch, dass der Mensch weder in einer Natur noch im Geist aufgehen kann. Beschreibungen, die den Menschen auf das eine oder andere beschränken, verfehlen, dass sich sowohl unsere Begriffe von Natur als auch unsere Begriffe von Geist auf phantasmatische Vorannahmen zurückführen lassen, die letztlich nur *geglaubt*, aber nie bewiesen werden können. Dass jedoch so unterschiedliche Beschreibungen des Menschen überhaupt möglich sind, dass sich also der Mensch von natur- oder geisteswissenschaftlicher Seite her beschreiben kann, könnte freilich als Indiz für *Freiheit* gelesen werden: für die Freiheit, sich aus unterschiedlichen Perspektiven in ein Selbstverhältnis zu sich selbst und zu anderem setzen zu können. Diese Freiheit könnte auch mit der Erkenntnis einhergehen, dass eine „maximale Selbsttransparenz" nicht zu haben ist, da wir die Umstände des Erkennens nie vollständig erfassen können. Diese Erkenntnis stellt sich gerade auch dann ein, wenn sich eine Wissenschaft eingestehen muss, „noch nicht" alles erklären zu können, wie das eben angeführte Beispiel von Roth zugestehen muss.

Vorsicht bezüglich des subjektiven Faktors ist auch geboten, wenn zu seiner Erklärung auf eine besondere Philosophie zurückgegriffen wird, wodurch die Selbst-Differenz dieses subjektiven Faktors verschleiert und in Vorstellungen von Einheit aufgelöst wird. Damit komme ich zu Erismann und zu seiner Bezugnahme auf Fischers *Logik der Psychotherapie* (2008) und dessen Anleihen bei Hegel zurück. Den dort zu findenden Transfer von Begriffen wie Subjektivität, Objektivität und Intersubjektivität halte ich für nicht geeignet, um eine zeitgemäße Philosophie der Psychotherapiewissenschaft zu unterstützen. Diese Hegel'schen Begriffe sollten nicht einfach dem psychotherapeutischen Prozess übergestülpt bzw. auch nicht als Kriterien der Untermauerung für Wissenschaftlichkeit in der Psychotherapiewissenschaft herangezogen werden, wenn die in ihnen mitschwingenden Selbst-Differenzen nicht entsprechend reflektiert werden. So wird zum Beispiel das Hegel'sche Subjekt unter anderem im Sinne einer Selbstentwicklung eines anonymen Subjekts oder einer anonymen Vernunft, die uns fremd bleibt, verstanden:

> „als der große Andere eines autistischen Selbst, der übrigens nichts weiter wäre als das phantasmatische Korrelat des Subjekts eines Individualismus des Besitzes und

der Sicherheit – zwei Subjekte in des anderen Spiegel, das eine ebenso dumm und böse wie das andere“ (Nancy 2011, 92).

Auch wenn sich bei Hegel immer wieder Triaden finden, die nach dem Muster von Objektivität, Subjektivität und Intersubjektivität gedeutet werden können, so ordnet Hegel an anderen Stellen diese Subjektivität wieder der Intersubjektivität über, wodurch die Subjekt-Objekt-Identität auf eine „intersubjektivitätstheoretische Weiterentwicklung drängt“ (Hösle 1988, Bd. 2, 665). Obwohl Hegels System unterschiedliche Deutungsstränge motiviert hat, die für sich gesehen bereits differenzielle Auffassungen von Subjekt, Intersubjektivität etc. repräsentieren, ist es doch „*in seiner konkreten Form* ein endgültiges Vergangenes [...] – den Anspruch, Erkenntnis der Gegenwart zu sein, kann ein System nicht mehr erheben, dem die wichtigsten wissenschaftlichen Entdeckungen, ästhetischen Konzeptionen und historischen Errungenschaften und Gefährdungen der letzten 150 Jahre unbekannt sind“ (ebd., Fußnote. 2).

Bedenken wir dabei auch: Hegel setzt sein System mit der Universalgeschichte und dem Selbstvollzug des Weltgeistes gleich, seine „Apotheose des Staates“ bietet eine Legitimierung des Protestantismus und der preußischen Bürokratie, es finden sich rassistische, eurozentristische und speziesistische Züge (Koschorke 2015, 76 ff.). So sehr die Dialektik ein Prinzip der Unruhe darstellt, „kondensiert“ sie doch alle Konflikte und Gegensätze in einem Einheitsbestreben und bietet sich bloß „als Beschreibungsmittel für Gesellschaften an, die an der Schwelle zur Moderne gerade erst den nötigen Grad an flächendeckender Integration erreicht haben, um sich überhaupt in der Form eines durchgängigen Antagonismus *im selben epistemischen Raum* mit sich auseinandersetzen zu können“ (ebd. 80). Ob dies auch für die uns interessierende Gegenwart und ihre Komplexität möglich ist, ist zu bezweifeln.[73]

Mit diesen kritischen Zeilen möchte ich zu einem Resümee und zu abschließenden Überlegungen überleiten. Ich habe zu zeigen versucht, dass ein adäquater Wissenschaftsbegriff der Psychotherapiewissenschaft im eigentlichen Sinne weder aus einer Nabelschau der Psychotherapieschulen noch aus einer zu oberflächlichen Auseinandersetzung mit einem gleichzeitig allgemeinen wie eingeschränkten (selbst-differenten) Wissenschaftsbegriff oder aus einem unkritischen Transfer von einer aus eingeschränkter Perspektive stammenden Begrifflichkeit zu gewinnen ist. Versuche dieser Art laufen auf einen Begriff von Psychotherapiewissenschaft hinaus, der reduktiv verstanden und oft inflationär gebraucht wird. Die Lösung sehe ich stattdessen darin, den Theorie- und Begriffsraum so weit zu öffnen, dass die Möglichkeiten wie Unmöglichkeiten unseres Menschseins in all ihren Selbst-Differenzen und wissenschaftlichen Erklärungs- bzw. auch Bemächtigungsversuchen

73 Eine komplett entgegengesetzte Meinung vertritt der Hegelspezialist Robert Brandom (2015).

zu Wort kommen können. So würde ein allgemeiner „neutraler Boden“ entstehen, der zugleich den normativen Anspruch stellt, reduktive Lösungen nicht zu verabsolutieren und die je eigenen Grundlagen genauer zu reflektieren. Diesen Raum sollte Psychotherapiewissenschaft für sich beziehen und auch gegenüber anderen Diskursen wie etwa der Psychologie, Psychiatrie usw. behaupten.

In Hinblick auf dieses umfassendere Panorama unterscheidet sich Psychotherapiewissenschaft als Wissenschaft auch von Psychotherapie. Zwar mögen durchaus wissenschaftliche Tätigkeiten im Zusammenhang mit Psychotherapie geleistet werden (Wirksamkeitsforschung, Metaanalysen etc.). Ich plädiere aber dafür, Folgendes zu bedenken: Psychotherapie ist eine bestimmten Methoden folgende Praxis zur Linderung seelischen Leidens, die auf schulenspezifischen Grundannahmen basiert *(Theorie erster Ordnung)*. Diese Grundannahmen entstammen unterschiedlichen Wissensfeldern (Medizin, Psychologie, Sozialwissenschaften, Philosophie usw.) und Praktiken (Künste etc.). Verlangt ein avancierter Wissenschaftsbegriff nach einer *Reflexion der eigenen Grundlagen (Theorie zweiter Ordnung)*, dann ist Psychotherapie *keine* Wissenschaft im engeren Sinn. Schulenintern mag mitunter zwar eine Art Selbstreflexion erfolgen, für die unterschiedliche wissenschaftliche Zugänge gewählt werden. Diese interne Selbstreflexion ist aber nicht mit Psychotherapiewissenschaft als *externer* Perspektive auf Psychotherapie als Theorie und Praxis inklusive ihrer lebensweltlichen, sozio-kulturellen etc. Einbettungen zu verwechseln.

Das Verhältnis von Psychotherapie und Psychotherapiewissenschaft stellt in diesem Sinne ein komplexes *Verbindungs- und Trennungsverhältnis* dar: Psychotherapie und Psychotherapiewissenschaft sind sowohl aufeinander bezogen als auch voneinander zu unterscheiden. Beide entstammen demselben historisch-kulturellen Erfahrungs- und Denk-Raum, bei beiden geht es natürlich um Reflexion und Selbstreflexion. Nur: Der externe Blick der Psychotherapiewissenschaft auf Psychotherapie speist sich aus einer *internen Reflexion dieses gemeinsamen Bodens* – und bezieht sich damit auf ein viel weiteres Panorama, das von einer als *Wissenschaft erster Ordnung* praktizierten Psychotherapie bzw. von einer aus ihr abstrahierten Psychotherapie-Wissenschaft nur teilweise und nicht als solches in den Blick genommen werden kann. Das mögen vielleicht störende bzw. entbehrliche wissenschaftsphilosophische Überlegungen sein: Ihre Relevanz zeigt sich jedoch ganz banal in Form der Tatsache, dass Psychotherapeut*innen zwar wissenschaftlich publizieren können, allein deswegen aber noch keine Psychotherapiewissenschaftler*innen sein werden. Ebenso gibt es auch Psychotherapiewissenschaftler*innen, die keine Psychotherapeut*innen sind und dies auch nicht sein müssen.

Die Akademisierung von Psychotherapie entspringt einem gewissen Zeitgeist, der einerseits eine grundsätzlich zu begrüßende Weiterentwicklung fördert, andererseits jedoch zu gesellschaftspolitischen Anpassungsleistungen zwingt und im

Zuge dessen auch zu Vermischungen unterschiedlicher Diskurs- und Praxisfelder führt, die zwar zueinander in einem Verhältnis stehen, aber nicht aufeinander reduziert werden sollten. Der um diese Themen bemühte Mainstream könnte meines Erachtens noch einen weiteren Schritt zurück machen, um dadurch die nötige Distanz für die Reflexion der komplexen Verhältnisse gewinnen zu können. Diese Reflexion müsste auch die multiplen Interessen und Motivationen miteinbeziehen, und darüber hinaus noch etwas, das bei unserem Thema latent im Hintergrund mitschwingt und kaum zur Sprache kommt: *Ängste*, die vor allem die Zukunft betreffen.

Was sich gegenwärtig abzeichnet, sind also unterschiedliche Auffassungen in Bezug auf Psychotherapiewissenschaft. Psychotherapie wird bereits als solche von einigen Autor*innen als „multiparadigmatische" Wissenschaft aufgefasst. Wir hätten so gesehen eine Vielzahl besonderer Psychotherapie-Wissenschaften, die vom eigenen Ansatz her oder aber durch Methoden anderer Wissenschaften reflektiert werden können. Universitäre Einrichtungen bieten deshalb unter dem Etikett Psychotherapiewissenschaft eine parallel laufende psychotherapeutische und wissenschaftliche Ausbildung an. Dies können auch bereits praktizierende oder in Ausbildung begriffene Psychotherapeut*innen in Anspruch nehmen, um „ihre für die Ausübung ihrer Tätigkeit notwendigen Handlungskompetenzen um vielfältige wissenschaftliche Komponenten und Kompetenzen"[74] zu erweitern. Psychotherapiewissenschaft wäre so verstanden ein Hybrid – ein bunter Mix unterschiedlicher therapeutischer und wissenschaftlicher Theorien und Methoden. Die Multi-Paradigmatik und Diversität der Psychotherapie-Schulen wäre von einer Multi-Paradigmatik und Diversität wissenschaftlicher Ansätze durchdrungen und flankiert, die Selbst-Differenz der Psychotherapie würde sich in der Selbst-Differenz der Wissenschaften spiegeln.

Vom *Funktionsaspekt* her betrachtet ist dies bereits die geübte Praxis. Im Idealfall kann es so auch zu interdisziplinärem Austausch zwischen den Diskursen kommen. Es lassen sich etwa interdisziplinäre *Psycho-Text-Puzzles* zusammenstellen und im *experimentalhermeneutischen* Modell reflektieren, es lassen sich *Therapieschulendialoge* anregen, für die man einen externen wissenschaftstheoretischen Ansatz bereitstellt. Es lässt sich auch durch eine Nabelschau auf die Psychotherapie das Multi- bzw. Prä-Paradigmatische der Psychotherapie zum Paradigma der Psychotherapiewissenschaft erklären. Was den *Begründungs-* bzw. *Rechtfertigungsaspekt* anbelangt, lassen sich von einer wissenschaftsphilosophischen Richtung her kommend jedoch sowohl an die eine als auch an die andere Variante Fragen richten, die die multiplen Verbindungen, Differenzen, Primate und Selbstimmunisierungen betreffen – und es lässt sich ein weiterer Horizont anbieten, innerhalb

74 So der Werbetext auf www.suttneruni.at (10. Juni 2019).

dessen auch die eben skizzierte *interne* Selbst-Differenz der Psychotherapiewissenschaft angesprochen werden kann.

Ich habe zuvor von einem defizitären und inflationären Gebrauch der Bezeichnung Psychotherapiewissenschaft gesprochen. Das ist natürlich eine Wertung, die allerdings im Bewusstsein dieser Selbst-Differenz operiert, aus der sie sich selbst nicht ausnehmen kann. Deshalb ist es wichtig, nicht nur auf Defizite hinzuweisen, sondern auch auf die mit der Selbst-Differenz gegebenen unterschiedlichen strategischen Ressourcen zur Bewältigung *externer* Anforderungen, die in Zukunft auf Psychotherapie und Psychotherapiewissenschaft gleichermaßen zukommen können.

2. Quis custodiet custodes?[75] Eine Kritik des Konstruktiven Realismus

Kurt Greiner von der Sigmund-Freud Privatuniversität Wien ist im Vergleich zu Erismann wesentlich klarer, was das Verhältnis von Psychotherapie, Psychotherapiewissenschaft und Wissenschaftstheorie betrifft: Auch für ihn ist die Psychotherapie bereits eine Wissenschaft, die von der jeweiligen psychotherapeutischen Community akzeptiert wird. Dadurch wird sie erst für die Wissenschaftstheorie interessant. Greiners Hintergrund ist der *Konstruktive Realismus* (CR) Friedrich Wallners, der das philosophische Fundament der Psychotherapiewissenschaft und die methodische Grundidee *(Strangification)* für den von ihm und Martin Jandl entwickelten *Therapieschulendialog* (TSD) liefert. Im Unterschied zu Erismann kommt dabei das wissenschaftstheoretische Moment nicht von innen – also aus den Psychotherapieschulen –, sondern von *außen*, nämlich aus dem Konstruktiven Realismus. Von einer Wissenschaft – in unserem Fall einer bestimmten Psychotherapie-Richtung – ist also zunächst im Vorfeld zu verlangen, dass sie adäquat funktioniert (*Funktionsaspekt*, FA), um dann ihr Funktionieren kritisch reflektieren zu können (*Reflexionsaspekt*, RA). Erst dann,

> „wenn FA und RA gegeben sind, schafft sie wissenschaftliches Wissen. Ob die Wissenschaft gemäß ihren Zielvorgaben funktioniert, kann nur ihre Scientific Community feststellen, nicht aber die WST [Wissenschaftstheorie]: Die Frage nach dem FA ist irrelevant für WST. Wenn Wissenschaft adäquat funktioniert, schafft sie Wissen darüber, mit welchen Methoden Probleme und Fragen gelöst werden können – *und nur dann* wird sie interessant für WST. Ihre Aufgabe ist, der Wissenschaft *methodische* Hilfestellung für den RA zu liefern. Wenn die kritische Reflexion, also der interpretatorische, sinn-verstehende, hermeneutische Blick auf Bedingungen und Voraussetzungen funktioniert, dann schafft Wissenschaft auch reflexives Wissen (RA)“ (Greiner 2012, 50).

Bei Greiner, der selbst nicht Psychotherapeut ist, ist das Verhältnis von Psychotherapieschulen, Psychotherapiewissenschaft und Wissenschaftstheorie viel klarer differenziert als bei Erismann: Der Konstruktive Realismus liefert die wissenschaftstheoretische Begründung der Psychotherapiewissenschaft sowie die allgemeine Methodik, die in der Psychotherapiewissenschaft – etwa in Form des *Therapieschulendialogs* – dazu genutzt werden kann, die Psychotherapieschulen in ihrem Bestreben nach Reflexion (RA) zu unterstützen. Die Psychotherapiewissenschaft ist hier eine Art Mittler zwischen Wissenschaftstheorie (CR) und den Psychothera-

75 In Anlehnung an den römischen Satirendichter Decimus Iunius Iuvenalis (Juvenal), bei dem es *Quis custodiet ipsos custodes?* heißt.

pieschulen, die jener bei der Herstellung reflexiven/selbstbezüglichen Therapiewissens unterstützen kann. Begründet wird dies mit Wittgensteins Sprachspieltheorie: Wer immer ein wissenschaftliches, künstlerisches, alltagssprachliches Sprachspiel spielt, kann sich „innerhalb dieser speziellen Form des Sprachgebrauchs nicht in einem hinreichenden Ausmaß klar machen, was er tatsächlich tut, weil er hierbei bestimmte Regelvorgaben befolgt und insofern *auf* diesen Regelgebrauch auch nicht zu blicken vermag“ (Greiner 2013, 5). Für ein wissenschaftliches Sprachspiel bedeutet dies, dass es einen Forschungsgegenstand in einem bestimmten Sinn strukturiert, *ohne* den Argumentationszusammenhang von sich aus verstehen und kritisch reflektieren zu können. Der Konstruktive Realismus beharrt hier auf einer dazu nötigen Distanz, also auf einer *externen* Perspektive. Genau diese wurde bei Erismann vermisst, wodurch die Psychotherapie, Psychotherapiewissenschaft und Wissenschaftstheorie in einer diffusen Verbindung miteinander verschmolzen bleiben.

Dennoch ist auch in Bezug auf den CR Vorsicht geboten, wie folgende Analyse des wissenschaftstheoretischen Hintergrundes von Kurt Greiners *Experimenteller Psychotherapiewissenschaft* zu zeigen beabsichtigt. Ich beziehe mich dabei auf den ersten Teil von Greiners jüngst erschienenem Lehrbuch (2024). Dieser erste Teil trägt die Überschrift *Theorie der akademischen Psychotherapie: Aufspannung des philosophischen Argumentationsrahmens, in den die Experimentelle Psychotherapiewissenschaft konzeptuell eingebunden ist.* Greiner vertritt hier Folgendes: Wenn Psychotherapie als akademisches Fach etabliert werden soll, muss nicht nur eine erste *Funktionsebene 1* (FE1) vorliegen, auf der sie als auf die Psyche gerichtetes Heilverfahren „funktioniert“. Auf einer zweiten *Funktionsebene 2* (FE2) muss diese Funktionsweise kritisch reflektiert werden, um ein differenzierteres Verständnis zu erreichen. Um dies zu bewerkstelligen, bietet Kurt Greiner mit seiner *Experimentellen PTW* Methoden der „Irritation“ an, die einer beliebigen Therapierichtung – diese verfügt bereits über einen eigenen theoretischen Hintergrund – helfen sollen, über ihren jeweiligen Tellerrand hinauszublicken.

Greiners wissenschaftstheoretische Basis ist der in den 1990er Jahren von Friedrich Wallner entwickelte *Konstruktive Realismus* (CR). Im Unterschied zu einem realistischen Erkenntnisgewinn, der sich an einer objektiven, beobachterunabhängigen Wirklichkeit orientiert, geht der CR davon aus, dass Forschungsgegenstand und Untersuchungsmethode in einer „unauflöslichen Interdependenz“ stehen (Greiner 2024, 26). Forschung erfolgt in einem zirkulären Prozess: Der Forschungsgegenstand ist kein *Ding-an-sich*, dem man sich methodisch annähern könnte, sondern er wird von den Forscher*innen als Objekt in der „Vorstellung“ (ebd.) antizipiert, bevor eine entsprechende Methode entwickelt werden kann, mittels derer es untersucht wird. Damit geht es nicht mehr um eine klassische Subjekt-Objekt-Relation und um Beschreibungs- bzw. Erklärungswissen, sondern um eine *kreative Forschungshandlung.* Wissen wird im Zusammenspiel von Forscher*in, Gegenstand und Methode geschaffen (konstruiert). Das Ergebnis ist nun nicht mehr ein Ausschnitt aus einer vorliegenden, „objektiven" Wirklichkeit. Stattdessen entstehen „artifizielle Realitäten" (ebd. 29), „Mikrowelten" (Wallner) oder „wissenschaftliche Mikro-Realitäten" (Greiner), d. h. „Weisen von Wirklichkeit", aber nicht *die* Wirklichkeit oder *die* Welt.

Konstitutiv für „Wissenschaft in akademischem Sinn" (ebd. 25) sind somit zwei „Imperative": Wissenschaft muss funktionieren (FE1) und Wissenschaft muss ihre Funktionsweise kritisch reflektieren (FE2). Plakativ gesagt geht es um „Technik" und um „Technikreflexion". Umgelegt auf Psychotherapieschulen heißt das, dass durch die angeleitete Reflexion vielfältige Mikrowelten geschaffen und zueinander in Relation gesetzt werden können. Wichtig erscheint mir hier die Anmerkung, dass die *Funktionsebene 1* als solche nicht hinterfragt, sondern als gegeben angenommen wird (ebd. 27). Ermöglicht werden soll der Übergang zur FE2 durch *„sinn-irritierende Konfrontationen* sowohl mit anderen psychotherapeutischen Wissenssystemen als auch mit künstlerischen Medien oder sonstigen kulturellen Sinngebilden" (ebd. 23), um die wissenschaftliche Reflexion anzuregen, die für Wissenschaftlichkeit in akademischem Sinn konstitutiv sein soll. Den Psychotherapieschulen wird damit eine *externe* Hilfestellung angeboten (ebd. 38). Das ist ein eindeutiges Plus gegenüber anderen Ansätzen, die eine wissenschaftsrelevante Reflexion allein aus sich selbst heraus, also therapieschulenintern, anstreben.

Wir haben damit ein Verbindungs-Trennungs-Verhältnis von Therapieschulen und PTW (sui generis auf Basis des CR) und vielfältigen, akademisch aufgewerteten Mikrowelten (gemäß den Clustern psychodynamisch, systemisch, humanistisch und verhaltenstherapeutisch). Der Gewinn der Therapieschulen liegt in der „Gewinnung von vertieften Einblicken" in ihre Funktionsweise sowie in der Aussicht auf akademische Aufwertung. Eigentlich ist es eine Win-win-Situation, denn auch die PTW hat etwas davon: Ihr Gewinn liegt erstens darin, als eigenständige, dem besonderen Gegenstand Psychotherapie verpflichtete Wissenschaft Anerkennung zu finden, und zweitens in der Schaffung einer ordnend-differenzierenden Systematisierung in Bezug auf die anerkannten Therapieschulen, die unabhängig von ähnlichen Bestrebungen seitens der Psychologie oder der Medizin ist.

Nehmen wir nun die von Greiner festgestellte Unterscheidung zweier Funktionsebenen (FE1, FE2) als Kriterium für Wissenschaftlichkeit ernst und erweitern wir den Kontext von den Therapieschulen erstens zur Experimentellen PTW (1) und zweitens zur Wissenschaftstheorie von Wallner (2).

1. Die Unterscheidung zweier Funktionsebenen müsste nicht nur für die Psychotherapie gelten, sondern auch auf anderen Ebenen, d. h. sie müsste für Wissenschaft im Allgemeinen gelten. Psychotherapeutische Funktionalität (FE1) kann auch von Wissenschaften wie Psychologie, Soziologie, Medizin etc. untersucht werden. Dabei werden ebenso unterschiedliche epistemische Zugänge und

Hintergrundontologien vorausgesetzt wie bei Theoretiker*innen, die PTW als Wissenschaft sui generis etablieren. All diese anderen Wissenschaften werden der Psychotherapie ebenso eine Funktionsebene 2 eröffnen können wie der CR. Fraglich ist aber, ob und wie dabei der jeweils *eigene* Zugang reflektiert wird. Folgt man Greiner, müsste konsequenterweise auch diesbezüglich gelten, dass *ihr* Gegenstand zunächst antizipiert wird (FE1). Man geht also davon aus, dass die jeweilige Methode greift. Doch wie gelangt man selbst zu FE2? Als Antwort darauf wird wohl der Verweis auf das leitende Paradigma im jeweiligen Hintergrund zu erwarten sein. Doch ist dies ausreichend? Man kann die Frage nämlich weiter in Richtung auf eben das *epistemische Paradigma* im Hintergrund treiben. Anders gefragt: Wie werden das Paradigma und damit auch der eigene wissenschaftliche Status reflektiert? Diese Frage ist nicht unwesentlich, wenn man z. B. die Turbulenzen rund um den *Logischen Empirismus* und dessen Scheitern zu Beginn des 20. Jahrhunderts bedenkt. Doch lassen wir hier andere wissenschaftliche Zugänge wieder beiseite und befragen wir die Experimentelle PTW von Greiner weiter. Auch sie geht ja auf einer FE1 davon aus, dass sie „funktioniert". Ihre FE2 müsste der von Greiner etwas modifizierte CR sein. Die Frage spitzt sich also darauf zu, wie der CR von einer FE1 zu einer FE2 gelangen kann.

2. Dieser Punkt ist deshalb bedeutsam, weil der CR sich selbst als Reflexionshilfe zum Erreichen von FE2 für Therapieschulen anbietet. Die entscheidende Frage ist hier aber: *Quis custodiet custodes*? Wer überwacht die (den) Wächter, der (die) sich anschickt (anschicken), zu bestimmen, was als wissenschaftsrelevante Reflexion gilt und was nicht? Das Feindbild des CR ist klar: Der CR setzt sich entschieden vom Korrelationsapriori des Realismus und von der „metaphysischen Fiktion einer strukturell vorgefertigten, objektiven Wirklichkeit" (ebd. 36) ab. Damit vollzieht er – vom Standpunkt des Realismus aus – einen „Kontextwechsel": Er hinterfragt und „verfremdet" das Vorliegende, also den üblichen Realismus. Aus der Perspektive des CR könnte nun auch für am Realismus orientierte Wissenssysteme gelten, dass sie eine Konstruktion sind, die von einem unreflektierten Korrelationsapriori (V-Phantasma) ausgeht. Damit werden aber im Grunde nur die Phantasmen ausgetauscht. Dagegen ist festzuhalten, dass auch der Realismus auf der FE1 funktioniert: Als *real existierendes Wissenssystem* kann auch der Realismus das bewirken, was der CR zu bewirken behauptet, dass nämlich *Realität(en)* geschaffen wird (werden), die für tatsächliche Wirkungen in der nichtwissenschaftlichen Lebenswelt verantwortlich ist (sind). Der Unterschied zwischen Realismus und Konstruktivismus ist in Bezug auf Folgewirkungen also *nicht* ausschlaggebend: Unabhängig davon, ob die eine oder die andere Denkweise tatsächlich stimmt oder nicht, sind *in jedem Fall* Effekte in der gelebten „Wirklichkeit" zu erwarten. Für mich ist das ein Indiz dafür, dass *beide* Denkweisen letztlich auf einem leitenden *Phan-*

tasma beruhen. Im Fall des Realismus ist es ein Phantasma der Verbindung (*V-Phantasma*), im Fall des Konstruktivismus ist es ein Phantasma der Trennung (*T-Phantasma*). Das heißt um nichts weniger, als dass *Wissen letztlich auf einem Grundphantasma beruht*, das als solches jedoch *nicht* bewiesen werden kann. Zu diesem Schluss kommt jedenfalls der Skeptizismus als *dritte* Position im Verhältnis zu Realismus und Konstruktivismus. Die Begründung besteht darin, dass keine so genannte *God's-eye-view* eingenommen werden kann, die das Aussteigen aus dem Erkenntnisprozess bzw. auch aus dem Sprachprozess erlaubt und ermöglicht, aus einer Außensicht entweder die eine (V-Phantasma) oder die andere (T-Phantasma) Zugangsweise zu bestätigen. Festzuhalten ist hier, dass *beide* Zugangsweisen jedoch genau diese Position für sich in Anspruch nehmen. Damit machen sie allerdings eine unreflektierte Aussage über das Verhältnis zur Wirklichkeit(-an-sich) und über die damit verbundene *Seinsweise* ihrer Gegenstände sowie über ihre Zugänge zu diesen. Im Fall des Konstruktivismus geschieht also paradoxerweise genau das, was vermieden werden soll: eine Aussage über den Kontext-an-sich. Dies entspricht allerdings einer Überschreitung des eigenen, sprachbasierten Kontextes. Derart entstehen auf rein phantasmatischer Basis zwei unterschiedliche Ontologien (A und B), die die erkenntnis- bzw. wissenschaftstheoretische Modalität bestimmen.

Nun hat es natürlich gute Gründe gegeben, die den Paradigmenwechsel vom Realismus zum Konstruktivismus provoziert haben. Der Paradigmenwechsel ist in einem historischen und sozio-kulturellen Kontext zu sehen. Wichtige Namen in diese Richtung sind Duns Scotus (Nominalismus), David Hume, Immanuel Kant, Friedrich Nietzsche und auch Ludwig Wittgenstein mit seiner *Sprachspieltheorie*. Wittgenstein hatte sich besonders gegen die Auffassung von Augustinus gewandt, wonach die Bedeutung von Wörtern durch den Hinweis auf die von ihnen bezeichneten Dinge erklärbar sein soll. Dieser Gedanke kann jedoch, so Wittgenstein, nicht erklären, wie sich der Hinweis selbst erklärt. Die Verwendung von Sprache verlangt nach Wittgenstein nicht nur die Kenntnis von Wörtern, sondern auch ein Verständnis ihrer Verwendung innerhalb eines bestimmten Kontextes mit einem entsprechenden Regelwerk, dessen Zustandekommen jedoch im Dunkeln liegt. In unserem Zusammenhang heißt das: Wer sich eines (wissenschaftlichen oder nicht-wissenschaftlichen) Sprachspiels bedient, kann sich innerhalb dieses speziellen Sprachspiels nicht hinreichend über die dabei in Anwendung befindlichen Regelvorgaben aufklären:

> „Ein mikroweltliches bzw. wissenschaftsspezifisches Sprachspiel, d. h. eine besondere Weise des wissenschaftlichen Denkens, Argumentierens und Handelns, strukturiert ein Forschungsobjekt bzw. einen Gegenstandsbereich in irgendeinem bestimmten Sinn, nur kann dabei dieser angewandte Argumentationszusammenhang

von sich aus nicht verstanden, d.h. nicht in differenzierter Weise kritisch-reflexiv erkannt werden" (Wallner 1992, zit. ebd. 38).

Um dieses Problem zu lösen, bedarf es eines Kontextwechsels. Wallners an Wittgenstein angelehnter Lösungsvorschlag ist eine Verfremdung (*strangification*): Eine Aussagenstruktur wird aus einer bestimmten wissenschaftlichen Mikrowelt herausgelöst und in einen „ganz anders gearteten, heteromorphen Denk- und Handlungskontext" (ebd. 39) transponiert. Wir haben damit zwei Sprachspiele, die – jedes für sich selbst gesehen – die nötige Eigenreflexion nicht aus sich selbst leisten können, während sie die Reflexion in einem anderen Sprachspiel sehr wohl anregen sollen. Die Frage ist nun, ob damit nicht der Teufel mit Beelzebub ausgetrieben wird, denn: Keines der Sprachspiele vermag sich selbst über das Zustandekommen seines eigenen Regelgebrauchs aufzuklären. Die Sprachspiele mögen einander zwar in Teilaspekten „dekonstruieren". Die Reflexion über eine bestimmte Sprache erfolgt aber wiederum in einer Sprachverwendung, deren Regelwerk im Dunkeln bleibt. Die Sprachspiele und die durch sie entstehenden Mikrowelten klären einander auf einer tieferen Ebene daher nicht darüber auf, wie sehr sie auf einem – v.a. durch Kant eingeleiteten – *epistemischen Bruch* (*Kopernikanische Wende*) beruhen. Anders ausgedrückt: Sie reflektieren nicht darüber, worauf die Auffassungen von Sprache und ihrer Kritik zurückzuführen sind, d.h. wie sehr sie sich selbst in all ihren sprachlichen Erscheinungsformen einem T-Phantasma verdanken, auf dem die *Sprachspielidee* letztlich beruht. Dieses T-Phantasma geht darauf zurück, dass es Kant nicht mehr um die Dinge-an-sich ging, sondern um die Bedingungen der Möglichkeit von Erkenntnis, die in der menschlichen Vernunft liegen, einer Vernunft, die die ultimative (metaphysische) Struktur der Wirklichkeit *nicht* erfassen kann. Damit ist ein entscheidender Schnitt im Realismus vollzogen. Die *Linguistische Wende* verschärft diese Idee noch dadurch, dass es nicht mehr wie bei Kant um die Frage geht, aufgrund welcher apriorischen Strukturen Erfahrung und Wissen möglich sind. Das *transzendentale Apriori* wird vielmehr durch das *Sprachapriori* ersetzt: Nun werden Erfahrung, Denken und Wissen von der Sprache bestimmt. Durch sie wird folglich auch die Kritik und Reflexion ihrer selbst bestimmt. Und das ist eine Achillesferse, denn: Der Sprache entkommt man nicht. Damit wird aber auch unmöglich, den *Zusammenhang mit dem Phantasma* jenseits des Sprachlichen zu reflektieren, das ja das Zustandekommen der konstruktivistischen Ontologie bewirkt. Man muss hier aufpassen: Natürlich unterhalten wir uns hier mit sprachlichen Mitteln über das Phantasma. Die Grundlage des Phantasmas ist allerdings nicht in der Sprache zu finden, sondern einzig und allein im Phantasma selbst, genauer: im *Phantasma vom Phantasma* und damit im Scheitern eines jeden Erklärungsversuches darüber, warum dies so ist (Burda 2010; 2011). Wir benötigen zwar Sprache, um uns über die phantasmatische Basis von Erkenntnis verständigen zu können. Das heißt aber nicht, dass die Basis des

Phantasmatischen in der Sprache zu finden ist: Sprache und Regelwerke können vielmehr selbst nur aufgrund von phantasmatischen Relationen der Verbindung und der Trennung etabliert und in Szene gesetzt werden.

Kehren wir zurück zum Konstruktivismus und zum – später so bezeichneten – *linguistic turn* (erstmals Bergmann 1951, Rorty 1967), der mit dem Wechsel vom neuzeitlichen Bewusstseinsparadigma zum Sprachparadigma und damit zur Intersubjektivität zusammenhängt. Sprachspiele bilden seitdem keine essenzielle, ahistorische Wirklichkeit ab, sie sind vielmehr kontingente und veränderliche Formen und ermöglichen die Zugehörigkeit zu einer normativen Sprachgemeinschaft durch die Anwendung eines/einer in der Sprache sozialisierten Sprechers/Sprecherin. Wie zu sehen war, geht der CR von einer grundsätzlichen *Trennung*[76] aus, während der Realismus von einer grundsätzlichen Verbindung zwischen dem um Wissen bemühten Subjekt und der Wirklichkeit ausgeht: Gegenstand ist nicht ein Ding-an-sich in einer objektiven Wirklichkeit, sondern ein in der Vorstellung antizipierter Gegenstand. Bedenken wir nun, dass eine real existierende Therapieschule mit entsprechender FE1 bereits als solche eine „Mikrowelt" (und kein Ding-an-sich) darstellt, also schon bevor sie mit dem CR in Kontakt gekommen ist. Das heißt: Ebenso wie der durch den CR geleistete Kontextwechsel zu FE2 eine eigene „Realität" schafft, die reale Wirkungen nach sich zieht, erzielt bereits eine Therapieschule auf FE1 Wirkungen in Bezug auf ihre eigene Realität. Der durch den CR angeleitete Kontextwechsel mag zwar vom epistemischen Gehalt her unterschiedlich sein, er ist es aber nicht in Bezug auf den *ontologischen* Gehalt: In Bezug auf die (reale) Seinsweise und auf die aus der jeweiligen Grundannahme folgenden Wirkungen in der (realen) Welt wird sich grundsätzlich nichts ändern. Wenn das so ist, dann ist es eigentlich auch *egal, ob man eine realistische oder eine konstruktivistische Sicht vertritt*: Es ist egal, ob man Äpfel mit Birnen oder Kraut mit Rüben mischt. Konsequenzen gibt es allerdings schon in Bezug darauf, was als epistemisch ausgewiesenes Wissen gelten soll. Vergessen wir nicht: Dieser Geltungsanspruch ist von enormer *politischer* Bedeutung.

Man kann aus dem bisher Gesagten ableiten, dass der CR zwar über eine FE1 verfügt, nicht aber über eine FE2, die ihm erlauben würde, sich kritisch mit *sich selbst* auseinanderzusetzen. Eine entsprechende FE2 lässt sich allerdings aus dem Faktum gewinnen, dass *weder der Realismus noch der Konstruktivismus* seinen Normierungsanspruch in Bezug auf das Verhältnis zur Wirklichkeit beweisen kann (Burda 2010). Beide Denkweisen sind deshalb von einer *metatheoretischen*

76 Greiner lehnt diese Interpretation ab: „Der CR geht nicht von einer ‚Trennung' aus, sondern er problematisiert die im klassischen Realismus für selbstverständlich gehaltene ‚Verbindung' und folgt diesem Denken nicht. Das ist ein Unterschied" (persönliche Mitteilung). Für mich liegt das Trennungsmoment allerdings bereits in der Ablehnung der „für selbstverständlich gehaltenen" Verbindung.

Perspektive aus insofern als *Theorien erster Ordnung* zu charakterisieren, als sie ihren *phantasmatischen* Grundzug nicht entsprechend reflektieren.

Diese Reflexion ist jedoch m. E. unabdingbar, wenn PTW als Wissenschaft sui generis begründet werden soll. Wird der Sprung von einer *Theorie 1. Ordnung* zu einer *Metatheorie 2. Ordnung* nicht vollzogen, so verfängt sich die Diskussion mit anderen Wissenschaften wie der Psychologie und der Medizin im gewohnten *K(r)ampf der Fakultäten.* Abhilfe kann nur eine wissenschaftstheoretische Basis schaffen, die diese Grabenkämpfe – hier ist z. B. zu ergänzen, dass ja auch gewisse Ausrichtungen in der Psychologie sehr wohl die konstruktivistische Basis mit der PTW teilen – hinter sich lässt. Greiners durch den CR gestützte Intention geht sicherlich in die richtige Richtung: Sie weist auf die Bedeutung von Kreativität angesichts der Unauslotbarkeit der *conditio (in-)humana* und auf das Schaffen entwicklungsförderlicher Milieus sowohl in der Psychotherapie als auch in der PTW hin. Sie bleibt auf halbem Weg stehen,[77] könnte aber ganz leicht über sich hinauswachsen, wenn sie ihrer ursprünglichen Grundintention treu bleibt und bereit ist, diese radikal weiter zu realisieren. Es gibt tatsächlich keinen Schritt hinter Kant und den Konstruktivismus zurück. Es ist allerdings nötig, auch diese Einstellung weiter zu radikalisieren und auf sich selbst anzuwenden. Dies hieße, den Konstruktivismus selbst als ein spezielles ontologisches Konstrukt zu entlarven, das ebenso wenig wie der Realismus imstande ist, die von ihm geschaffene (phantasierte) Seinsweise als Wirklichkeit setzen zu können. Der dazu nötige Kontextwechsel ist nicht (mehr) innerhalb des Konstruktivismus und damit der Sprachkritik zu suchen, sondern in dem, worauf das Sprachparadigma zurückgeführt werden kann: auf eine Phantasie über das Verhältnis von Sprache und Wirklichkeit.

Das bedeutet in letzter Hinsicht auch, dass die Unauslotbarkeit, Unverfügbarkeit und Fragilität von Existenz hermeneutisch noch radikaler und ohne die üblichen Versicherungs- und Vergewisserungsstrategien reflektiert werden kann, die die Frage nach Wissenschaftlichkeit beherrschen. In Bezug darauf müsste hervorgehoben werden, dass unsere wissenschaftlichen Zugänge tatsächlich in keinem Fall das Verhältnis zur Wirklichkeit betreffen: Sämtliche Zugänge können dieses

---

77 Greiner lehnt auch diese Deutung ab (Brief vom 3.1.25): „Von meinem eigenen und explizit gemachten Anspruch her bleibt meine Absicht nicht ‚auf halbem Weg stehen'. Ob sie vollständig oder nur ansatzweise umgesetzt wird, ob sie überzeugend gelingt oder nicht, das wäre freilich kritisch zu diskutieren, ist aber eine andere, rein methodische Frage. Das, was Du hier artikulierst und einforderst, wird von ‚außen' an den CR (und damit indirekt auch an die Experimentelle PTW) herangetragen – genauso wie Deine ‚Frage (…), wie der CR von einer FE 1 zu einer FE 2 gelangen kann' (GB, S. 3). Hier will sich ein philosophischer Anspruch Gehör verschaffen, den sich der CR selbst nicht steckt (und schon gar nicht die Experimentelle PTW), sondern eindeutig von Gerhard Burda im Horizont des ‚Radikalen Skeptizismus' gesetzt wird und folglich auch von Gerhard Burda oder einer seiner Schüler*innen einzulösen wäre".

Verhältnis jeweils nur *simulieren*, wie gerade auch die Diskurse rund um den Realitätscharakter der *Virtuellen Realität* bestätigen.[78] Entscheidend ist folglich, dass selbst im Fall des Anerkennens des Simulationscharakters unserer Zugänge nicht mit Sicherheit ausgeschlossen werden kann, dass es sich doch nicht um Simulationen handelt. Dies ist die letzte Konsequenz, die der Radikale Skeptizismus und eine sich vom Realismus (Ontologie A) wie Konstruktivismus (Ontologie B) gleichermaßen unterscheidende Ontologie C zu bedenken aufgeben.

---

78 Vgl. dazu Chalmers 2023, Burda 2024.

3. Wissenschaftstheoretische und wissenschaftsethische Überlegungen zum Verhältnis von Psychotherapie, Psychologie und Psychotherapiewissenschaft[79]

Die folgenden Zeilen aus dem Editorial der letzten Ausgabe des Online-Journals *Psychotherapie-Wissenschaft* bringen auf den Punkt, was im aktuellen Diskurs rund um die Akademisierung von PT im Spannungsfeld unterschiedlicher Wissenschaften auf dem Spiel steht:

> „Im Rahmen einer Diskussion innerhalb unseres Redaktionsteams um die wissenschaftliche Basis der Psychotherapie und um unseren Zeitschriftentitel wurde deutlich, dass jüngere KollegInnen in der Schweiz kaum mehr wissen, dass Psychotherapie seitens der ASP und der Schweizer Charta für Psychotherapie als eigenständige wissenschaftliche Disziplin verstanden wurde und man sich auch für eine entsprechende Gesetzgebung stark machte, leider erfolglos. Zu sehr hat sich hierzulande das Verständnis etabliert, dass Psychotherapie eine psychologische Spezialisierung sei, so wie Psychiatrie in der Medizin."[80]

Oberflächlich gesehen geht es offensichtlich um ein mangelndes Bewusstsein für die Differenzierung von PT, Psychologie und PTW. Darunterliegend geht es allerdings um mehr: Es geht um ein *Dispositiv*, d. h. um ein fatales Arrangement von politischer Macht mit Institutionen (etwa Unis, Krankenkassen) und Diskursen, die nicht auf das abzielen, worum es in der PT gehen sollte: auf das Subjekt. Darauf möchte ich kurz aus einer *wissenschaftsethischen* und *metawissenschaftlichen* Perspektive antworten.[81]

Aus der eben zitierten Stelle lese ich zwei „Klagen" heraus:

Erstens wird beklagt, dass PT *nicht* als eigenständige Wissenschaft anerkannt ist. Hier ist offen, woraus sich die Wissenschaftlichkeit der PT herleiten soll. Zweitens wird beklagt, dass PT als *psychologische Spezialisierung* gelten soll. In diesem Fall wäre PT zwar tatsächlich Gegenstand einer anerkannten wissenschaftlichen Diszi-

79 Dieser Text wird auch in der bedauerlicherweise letzten Ausgabe des Journals Psychotherapie-Wissenschaft (Heft 1/2025) erscheinen.

80 Schulthess, Peter: *Editorial* Psychotherapie-Wissenschaft, Heft 2/2024, 6.

81 Wissenschaftsethik befasst sich mit den ethischen Standards wissenschaftlicher Forschung sowie mit den gesellschaftlichen Auswirkungen von Wissenschaft. Metawissenschaft (Wissenschaftstheorie, Wissenschaftsforschung, Wissenschaftswissenschaft, Science Studies, Science of Science) befasst sich mit der Strukturierung von wissenschaftlicher Theorie und Methodik sowie mit ihrer Entwicklung.

plin, nämlich der Psychologie. PT wäre dann aber „nur" eine psychologische Anwendung. Hier bleibt offen, wie Wissenschaftlichkeit gedacht wird und was *Psyche* bzw. Therapie der Psyche sein soll.

Mit diesen Fragen stechen wir in ein Wespennest. Psychologie ist nämlich ein äußerst inhomogenes Fach, in dem unterschiedliche Auffassungen darüber herrschen, was unter „psychisch" verstanden wird. Kurz: Es gibt eine *interne Selbst-Differenz der Psychologie*. Das Problem verschärft sich noch dadurch, dass – über die unterschiedlichen Auffassungen hinaus – gefragt werden kann, ob damit der „Gegenstand" der Psychologie überhaupt in einem umfassenden Sinn gemeint sein kann. Es gibt somit eine zusätzliche *externe Selbst-Differenz der Psychologie* zu bedenken, denn diese Frage ist zu verneinen: Der *logos* der Psycho-*logie* ist nicht imstande, dem *Offenen* und *Unverfügbaren*, das im Wort Psyche mitschwingt, auch nur annähernd gerecht zu werden.[82] Mit diesem negativen Bescheid kommt aber auch wissenschaftliche Forschung an eine heikle Grenze. Und hier, an dieser Grenze, kommt eine genuine PTW als *externe* Perspektive sowohl auf PT als auch auf andere, sich mit der Psyche beschäftigenden Wissenschaften – so z. B. die Psychologie – ins Spiel[83].

Psychotherapie ist eine bestimmten Methoden folgende Praxis zur Linderung seelischen Leidens, die auf schulenspezifischen Grundannahmen basiert (*Theorie erster Ordnung*). Diese Grundannahmen entstammen unterschiedlichen Wissensfeldern (Medizin, Psychologie, Philosophie usw.) und Praktiken (Kunst usw.). Verlangt ein avancierter Wissenschaftsbegriff nach einer Reflexion der eigenen Grundlagen (*Theorie zweiter Ordnung*), dann ist PT *keine* Wissenschaft im engeren Sinn. Schulenintern mag mitunter zwar eine Art Selbstreflexion erfolgen, für die unterschiedliche Zugänge maßgeblich sind. Der theoretische Hintergrund der jeweiligen PT wird dadurch dem entsprechenden Zugang angenähert. Diese interne Selbstreflexion folgt vielleicht dem *Junktim von Heilen und Forschen* (Freud), sie ist aber nicht mit PTW als *externer* Perspektive auf PT gleichzusetzen.

Untersuchen wir die beiden „Klagen" etwas genauer, um diese Behauptung auf ein tragfähiges Fundament zu stellen: Die erste, sich auf (1) beziehende Frage ist, ob PT bereits der Status einer Wissenschaft zugesprochen werden kann oder

82 Bereits in den 90er Jahren argumentierten die Professoren der psychologischen Fakultäten in der Schweiz im Konflikt mit den privat betriebenen Ausbildungsinstituten für Psychotherapie, dass die Psychologie sich als Naturwissenschaft verstehe. Es gehe um klare Fakten, eindeutige Zahlen und statistische Ergebnisse. Auf der Website der Universität Zürich ist zu lesen, dass es im Studium der Psychologie nicht darum gehe, über das Menschsein, den Sinn des Lebens oder die Seele nachzudenken (https://www.psychologie.uzh.ch/de/studium/interesse.html). Psychologie als empirische Wissenschaft untersuche vielmehr das, was durch wissenschaftliche Experimente, durch Beobachtungen oder Fragebogen messbar sei (zit. nach Daniel 2024).

83 Siehe Burda 2012.

nicht. Daraus ergibt sich als weitere Frage, ob dies „PTW" genannt werden kann. Gegen diese Auffassung habe ich bereits argumentiert: *PT ist tatsächlich keine Wissenschaft i. e. S. Wir haben damit auch nichts vor uns, was dem Namen PTW gerecht wird*, nämlich *eine externe wissenschaftliche Perspektive auf PT*, die sich *nicht* aus der PT, d. h. aus den unterschiedlichen Hintergründen einer PT-Schule oder mehrerer PT-Schulen, herleiten lässt.[84] Um diesem Anspruch gerecht werden zu können, braucht die PTW eine metatheoretische, wissenschaftsphilosophische Fundierung.

Damit zur zweiten Frage, ob PT als ausschließlich *psychologische* Spezialisierung gelten soll bzw. ob dies dem gesamten Umfang dessen, worum es in der PT und ihrer Erforschung geht, gerecht werden kann. Wie steht es um die wissenschaftstheoretischen Grundlagen der Psychologie? Nun, zunächst fällt auf, dass es eine Divergenz zwischen der „Philosophie der Psychologie" und der psychologischen Forschung hinsichtlich ihres „Gegenstands" gibt:[85] Es geht in der Psychologie um unterschiedliche Schwerpunkte wie Verhalten, Bewusstsein, Kognition, Emotion etc. Damit sind allerdings Phänomenbereiche angesprochen, die nicht nur von der Psychologie beforscht werden, sondern etwa auch von der Neurowissenschaft, von der Medizin oder von der Philosophie des Geistes. Es gibt also weder einen „reinen" Gegenstand der Forschung noch eine „reine" wissenschaftliche Disziplin, sondern eher vielschichtige, komplexe Zusammenhänge. So ist z. B. schon einmal unklar, ob eine „Philosophie der Psychologie" tatsächlich zur Psychologie[86] gehört oder nicht doch zur Philosophie, nämlich zur Wissenschaftstheorie. Unklar ist auch, ob es um eher „metaphysisch-ontologische Fragen" wie z. B. in der modernen Philosophie des Geistes oder um „epistemologisch-methodische Fragen" gehen soll (ebd. 476). Auch der Ausdruck „philosophische Psychologie" ist entsprechend schwammig, reicht er doch von sprachbasierten und handlungstheoretischen Ansätzen bis hin zu naturalistischen. Damit haben wir aber unterschiedliche, einander ausschließende Ontologien vor uns, d. h. unterschiedliche *Simulationen des Verhältnisses zur Wirklichkeit*, nämlich realistische und konstruktivistische.[87] Wie soll z. B. computermodellierte Grundlagenforschung in der Psychologie *metawissenschaftlich* bewertet werden? Oder wie die Reduktion psychologischer Erklärungen auf neurowissenschaftliche Erklärungen?

Um die Problematik zu vertiefen, zitiere ich im Folgenden eine längere Passage aus dem Buch *Mediale Identität/en*[88]:

---

84 Siehe Burda 2019b, 31–40.

85 Siehe Feest 2017.

86 Dies würde dem herrschenden Trend entsprechen, dass Einzelwissenschaften ihre jeweils eigene „Philosophie" ausbilden.

87 Siehe dazu Burda 2024b.

88 Burda 2018, 13–17.

„Psychologie ist eine empirische Wissenschaft und dem Messbaren verpflichtet. Doch wie soll das Subjektive gemessen werden? Wir haben also eine Diskrepanz zwischen dem Erleben und dessen Erforschung, zwischen dem objektiven und dem subjektiven Faktor. Psychologie ist insofern auch eine Art Ideologie, die das Subjektive dem Objektiven unterordnet. Das gilt nicht nur für die Psychologie, sondern vor allem auch für *das* aktuell leitende, aus den Biowissenschaften stammende Paradigma, dem zufolge das Subjektive anscheinend völlig wegfällt. Anscheinend deshalb, weil es durch die Hintertür unversehens wieder eintritt, wie wir sehen werden. Organismen, also auch wir Menschen, gelten als Algorithmen. Sobald dieser Algorithmus – eine Genstruktur etwa – bekannt ist, wissen externe Daten verarbeitende Systeme besser über Sie und mich Bescheid als wir selbst. Unser persönliches Selbst – also die Art und Weise, wie wir uns wahrnehmen – tritt damit gegenüber all dem zurück, was sich informationstechnologisch verarbeiten lässt. Das reicht von einer virtuellen Identität (*Big Data*), die sich aus all dem ergibt, was über Sie von Smartphones, Apps, Kreditkarten, Amazon- und Google-Suchaufträgen und Social Media extrahiert werden kann, bis hin zu *Technologien der dritten Ordnung*, bei denen nur mehr Technologien miteinander interagieren und den Menschen allmählich überflüssig machen (*smart environment*, Internet der Dinge, a2a-Technologien, Dataismus et cetera). Technische Medien sind hier nicht mehr Erweiterungen des Menschen, sondern selbst Welt schaffend. Diese Welt, die *Infosphäre*, bewohnt der Mensch nur mehr als *Inforg* – als ein Wesen mit einer ‚informationellen Identität'[89]. Da er nicht mehr der eigentliche Handlungsträger ist, weil er ‚außerhalb der Schleife' steht, ist die ‚Hypergeschichte' eingetreten, in der wir alle Migranten sind: Unser Leben lässt sich dann nicht mehr einfach in Phasen von *on-* und *offline* unterteilen, da wir permanent online sein werden: Leben findet gänzlich *onlife* statt. Was bedeutet die Virtualisierung und Immersion ins Netz für die subjektive Identität? Lassen wir hier beiseite, dass im Virtuellen beliebige ‚Identitäten' angenommen werden können, und zoomen wir darauf, dass ein User virtuelle Identitäten zugesprochen bekommt. Das bedeutet, dass in den Netzen eine Selbst-Differenz zu uns realisiert wird, die wir ebenso wenig fassen können wie große Areale unserer eigenen Psyche. Hier kommt auch die Frage nach dem Charakter von Realität ins Spiel. Vor einiger Zeit lief eine interessante TV-Dokumentation mit dem Titel *Was ist Realität?*. Das Gehirn befindet sich in einem dunklen, abgeschlossenen Behälter, die Sinneseindrücke werden als chemische Impulse durch Neuronen verarbeitet und dadurch wird ein Plan von der Welt und von uns selbst erstellt. Das Ich ist eigentlich ein Nebenprodukt der Kommunikation des Gehirns mit sich selbst. Ab etwa 100 Milliarden Neuronen soll so etwas wie menschliches (Selbst)-Bewusstsein entstehen. Unbeantwortet bleibt: Wie erkennt das Gehirn, dass es überhaupt erkennt, dass es eine Außenwelt gibt, wie, dass es Gehirn *ist*? Und wie, dass es so ist, wie die Theorie es darstellt? Es gibt jedenfalls eine Reihe von Paradoxien: Ein Gehirn, das niemals – weder in den Neuronen noch in seinen Zuständen – mit sich selbst identisch ist, schreibt sich Identität zu – und zwar im Sinne einer

89 Floridi, Luciano (2015): Die 4. Revolution. Wie die Infosphäre unser Leben verändert. Berlin.

absoluten, die Zeit überdauernden paradoxen Schleife. Es gibt ein Gehirn in einer Black Box, das die Illusion eines Ichs herausbildet, wobei dieses Ich wiederum eine Vorstellung davon produziert, dass es eigentlich ein Gehirn ist, das sich Vorstellungen von sich macht. Wir haben also feuernde Neuronen, die irgendwann eine Repräsentation ihrer Tätigkeit erstellen (ein Ich-Neuron analog zu den so genannten *place cells*?), die sich dann fragen kann, wo sie selbst beginnt. Egal, wo wir nun die ursprüngliche Identität ansetzen wollen, beim Ich oder bei den Neuronen: Es gibt sie nicht in Reinform – weder in den feuernden Neuronen noch in der Repräsentation dieser Aktion. Das Gehirn offenbart uns vielmehr insofern ‚seine' Selbst-Differenz, als es eine zweite Instanz etablieren muss, um sich über sich selbst aufzuklären. In der neuroszientistischen Projektion der Identität auf das Gehirn findet sich somit eine bemerkenswerte Verdopplung. Diese Verdoppelung finden wir auch bei allen Begriffen, mit denen wir uns selbst bezeichnen, etwa: *Person* (ursprünglich die Maske im Theater oder die Rolle bei Gericht; es gibt eine Oberfläche und eine Tiefenstruktur), *Selbstbewusstsein* (Bewusstsein, das man von sich selbst hat), *Subjekt* (wörtlich: Unterlage), *Individuum* (etwas, das so lange geteilt werden muss, bis es nicht mehr geteilt werden kann) und so weiter [...]. Identität ist genauer besehen eigentlich immer irgendwie eine *Relation*, also eine Zuschreibung nach innen und/oder nach außen: wir in unserem Selbstverständnis von uns selbst beziehungsweise wir, wie wir von außen wahrgenommen werden. Identität folgt immer einer Verdopplungslogik. Beim Gehirn sah die Doppelung folgendermaßen aus: Das Gehirn bleibt nicht in seinem anfänglichen (unbewussten) Stadium, sondern es bildet eine Repräsentanz von sich aus: das Ich, über das es sich selbst erst aufklären kann. Das Gehirn weiß also erst über das Ich über sich Bescheid. Dem neuroszientistischen Modell zufolge wissen wir nicht, was jetzt eigentlich das Eigene ist – das Ich oder das Gehirn. Und so geht es uns meiner Meinung nach mit jeder Art von Identität. Den letzten Referenzpunkt von Identität können wir nicht benennen. Er bleibt, wenn man so möchte, ein Geheimnis. Und selbst wenn das Subjektive aus einer Theorie eliminiert wird, kommt es durch die Hintertür wieder herein. Die neurophysiologisch informierte Phantasie vom Gehirn und von seinem Ich ist ein Beispiel für das Faktum, dass wir einerseits tatsächlich ein identisches Selbsterleben haben, uns aber andererseits nie gänzlich darüber aufklären können. Es bleibt immer etwas Unbekanntes, Nicht-Einholbares und Geheimnisvolles, über das intuitiv auch die Hirnforschung Bescheid weiß. Egal, ob wir vom Gehirn oder vom Bewusstsein ausgehen: Weder das eine noch das andere bleibt in seinem An-sich, sondern trennt sich von sich selbst, um ein Für-sich zu entwickeln. Leitend sind in beiden Fällen die beiden Phantasmen von Verbindung und Trennung. Im Falle des Gehirns gibt es noch eine weitere Projektion im Hintergrund – auf die ‚Natur' nämlich oder auf ein ominöses Gattungssubjekt, das danach strebt, das Leben – also sich selbst – über den Tod der Individuen hinaus fortzusetzen. In der Evolutionstheorie heißt es, dass es dem Leben darum geht, sich selbst zu reproduzieren. Es geht also nicht um Sie oder mich, sondern nur um eine Art Metasubjekt im Hintergrund, das jedoch genau uns braucht, um sich selbst erhalten – sprich: mit sich identisch bleiben – und sich weiter fortsetzen zu können. Auch hier also die Verdoppelung und das Wechselspiel von Verbindung und Trennung – projiziert auf das Dual Gattung und Individuum. Auch in diesem Fall zeigt sich, dass Identität immer eine Relation beinhaltet. Dazu ist ein zweiter Punkt zu ergänzen: Es sind immer Fantasien mit im Spiel, wenn wir einen letzten Referenzpunkt für unsere Identität angeben wollen. Das heißt: *Letztlich sind es auch Fantasien, mit denen wir uns identifizieren.*"

Fragen wir nach, ob es in einem genauer zu differenzierenden Sinn legitim sein kann, von einer *psychologischen PT-Wissenschaft* zu sprechen.[90] Ich wähle dazu zwei Wortpaare für einen weiterführenden Vergleich: Es handelt sich um das Paar *psychologische PT-Wissenschaft* und um das Paar *psychotherapiewissenschaftliche Psychologie*. Dabei ist Folgendes zu erkennen: Im ersten Fall wäre die Psychologie die maßgebliche Wissenschaft der PT. Im zweiten Fall wäre die Psychologie *besonderer* Teil einer umfassenderen, *allgemeinen* Wissenschaft. Diese (*psychotherapiewissenschaftsphilosophische*) PTW wäre die gesuchte, externe metawissenschaftliche Perspektive auf alles, was mit PT zu tun hat: die Prozesse, die Schulbildungen, die Geschichte, die PT-Forschung anderer externer Disziplinen, die betroffenen Personen, die Weiterentwicklung usw. Während die *psychologische* PT-*Wissenschaft* ihre Wissenschaftlichkeit aus der Psychologie herleitet – was allerdings aus bereits genannten Gründen problematisch ist –, leitet die *Allgemeine PTW* ihre Wissenschaftlichkeit aus einer wissenschaftsphilosophischen Metareflexion auf die epistemologische und ontologische Basis sämtlicher Wissenschaften ab. Der Wissenschaftsstatus wäre daher ein gänzlich anderer: Anstatt eine *Theorie erster Ordnung* hat man nun eine *Theorie zweiter Ordnung* vor sich. Erst dadurch kann sich Psychotherapiewissenschaft einer umfassenden kritischen und systematischen Erforschung der Psychotherapie und jener Diskurse widmen, die auf Psychotherapie Bezug nehmen. Damit geht es natürlich auch um die Einbettung der Psychotherapie in historisch-kulturelle Bedingungen und Gegebenheiten[91].

Diesbezüglich wäre Psychotherapiewissenschaft in ihrer *besonderen* oder *angewandten* Form angesprochen, die Psychotherapie als Praxis und Theorie in Vergangenheit, Gegenwart und Zukunft einschließlich der auf sie Bezug nehmenden wissenschaftlichen Forschungsansätze untersucht. Dabei verfährt Psychotherapie-

---

90 Zu ergänzen ist freilich, dass die wissenschaftliche Erforschung von PT auch anderen Disziplinen wie der Geschichte, Soziologie, Kulturwissenschaft, Medizin, Statistik usw. zugestanden werden muss. Auch dabei handelt es sich nicht um PTW im eigentlichen Sinn.

91 Dies impliziert die Betonung von Vielfalt und die Distanzierung gegenüber singulären Führungsansprüchen, seien sie von einzelnen Psychotherapierichtungen, von externen Wissenschaften oder auch von beliebigen symbolischen Glaubenssystemen erhoben. Die PTW vertritt dadurch eine Haltung, die zu Verantwortlichkeit, Emanzipation und Solidarität über alle Differenzen hinweg ermutigt. Der damit gegebene normative Anspruch schließt jedoch nicht aus, dass sich die Psychotherapiewissenschaft als abhängig von Bedingungen versteht, die außerhalb ihrer selbst liegen.

wissenschaft nur in einem ersten Schritt deskriptiv. In ihrer *systematischen* oder *allgemeinen* Form sollte Psychotherapiewissenschaft zusätzlich einen erkenntnis- und wissenschaftskritisch informierten Hintergrund bereitstellen können (die Unmöglichkeit der Trennung von Subjekt und Objekt im therapeutischen Prozess), von dem aus sie ihrer Aufgabe nachgehen kann. Damit ist PTW nicht mehr rein deskriptiv, sondern auch eine normative Metatheorie in einem dreifachen Sinn:

1) PTW sollte einen sämtlichen Therapieformen gemeinsamen Hintergrund angeben können.
2) Dazu muss sie sich mit ihrem Gründungsanspruch erkenntnis- und wissenschaftskritisch auseinandersetzen (*Theorie 2. Ordnung*).
3) Als eigenständige Wissenschaft muss die Psychotherapiewissenschaft auch andere externe Forschungsdesigns reflektieren, die sich mit Psychotherapie auseinandersetzen. Was dabei auf dem Spiel steht, ist die Tatsache, dass Psychotherapie gesellschaftspolitischen Kräften ausgesetzt ist, die sich nur allzu gern jener reduktiv verfahrenden wissenschaftlichen Ansätze bedienen, die sich leichtfertig dieser Kontrolle unterwerfen und von ihr abhängig machen. Damit wird aber nicht nur die Idee der Wissenschaft verraten, sondern mit ihr auch die – hier nicht näher bestimmte – Psyche bzw. das Subjekt. Dieser letzte Punkt betrifft genau das, was wissenschaftsethisch gesehen als ungeheures Defizit der aktuellen Situation zu bezeichnen ist.

Was das Verhältnis von PTW und Psychologie betrifft, so ergeben sich zwei bzw. drei praktische Möglichkeiten: Die PTW wird erstens von der Psychologie „verschluckt" und ins akademische Abseits verwiesen. Das ist die vorherrschende Angst im Zusammenhang mit der Akademisierung der PT. Daraus kann zweitens eine verständliche Ablehnung der Psychologie erwachsen. Bei einer dritten Möglichkeit könnte eine *psychotherapiewissenschaftliche Psychologie* allerdings als eigene Disziplin unter den *umbrella term* PTW aufgenommen werden (ebenso wie z. B. eine *psychotherapiewissenschaftliche* Soziologie, Kulturwissenschaft, Sprachwissenschaft usw.). Psychologie wäre davon natürlich nicht als externe Wissenschaft betroffen, ihre Forschungen wären jedoch für die PTW von Interesse und könnten unter Umständen selbst wiederum Gegenstand einer – nun *psychotherapiewissenschaftlichen* – Forschung sein. Anstatt also von einem Entweder-oder auszugehen, ließe sich so ein Sowohl-als-auch andenken. Eine *Allgemeine PTW* könnte dabei allerdings klar herausstellen, was an einer Reduktion der PT auf einen Anwendungsfall der Psychologie (oder der Sozialwissenschaft etc.) problematisch ist. Diese Differenzierung mitzutragen, wäre nicht nur in einem metatheoretischen Sinn die anzustrebende Lösung, sondern fraglos auch in einem wissenschaftsethischen. Sie würde nicht zuletzt auch der existenziellen Ereignis- und Begegnungstiefe der „Seele" bzw. des Subjekts den gebührenden Respekt zollen, die sich jeder naturwissenschaftlichen Inhaftierung und Entsubjektivierung entzieht.

4. Ein Beispiel für Paradigmenkonstellationen in der Psychotherapiewissenschaft

Ich möchte im Folgenden nun an einem Beispiel zeigen, inwiefern das Subjekt Paradigmen bzw. Paradigmenkonstellationen in der PTW betrifft. Paradigmenkonstellationen können als Verbindungs-und-Trennungsverhältnis (VTV) untersucht werden. Ich beziehe mich im Folgenden auf zwei miteinander zusammenhängende Aufsätze von Thomas Stephenson. Im ersten Artikel geht es darum, sein *SIC-Paradigma* als „Brückenelement" zwischen den vier psychotherapeutischen „Kern-Paradigmen" anhand von Borderline, Zwang und Phobie darzustellen (2022a). Im zweiten Artikel nennt er die Erarbeitung einer individualpsychologischen Traumatheorie/Traumaarbeit und Teilearbeit auf der Basis des SIC-Paradigmas als Ziel (2022b). Ich interpretiere diesen Ansatz nun in einem *medialen* Sinn und eröffne damit ein VTV, in welchem Stephensons und mein Ansatz als *Medien* aufeinander bezogen werden.

1) Das VT-Paradigma

Das VT-Paradigma ist eine Paradigmenkonstellation[92], die aus drei epistemologischen Paradigmen besteht, die miteinander ein VTV bilden. Dieses besteht aus dem *V-Paradigma* (Realismus, Ontologie A), dem *T-Paradigma* (Konstruktivismus, Ontologie B) und dem *VT-Paradigma* (epistemologisch: Radikaler Skeptizismus, ontologisch: Medialität, Ontologie C)[93]. Zu dem aus dem Bisherigen Bekannten möchte ich hier noch etwas ergänzen: Da wir unseren Ausgang beim erkennenden, denkenden, phantasierenden und sprechenden Subjekt nehmen, also bei dessen „Psyche", über die Aussagen gemacht werden, lässt sich Epistemologie auch als *Metapsychologie*, als *Theorie über die Psyche*, verstehen. Deswegen kombiniere ich die eben genannte Paradigmenkonstellation mit drei metapsychologischen Aspekten[94]. Es sind dies

92 Siehe dazu auch Burda 2012.

93 Vgl. dazu Burda 2011; 2021b.

94 Der Begriff Metapsychologie weist auf Freud zurück, ist hier jedoch in einem anderen Sinn gemeint. Freud spricht von Metapsychologie als jener Zugangsweise zu einem psychischen Vorgang, die unter einem *dynamischen*, einem *ökonomischen* und einem *topischen* Aspekt zu beschreiben ist: a) Der dynamische Gesichtspunkt beschäftigt sich mit Libido und Aggression in ihrem dynamischen Verhältnis zueinander; b) der ökonomische hat mit der Verteilung und Intensität von Affekten in Verbindung mit Vorstellungen und Phantasien zu tun; c) der topische Gesichtspunkt unterscheidet bewusste, vorbewusste und unbewusste Vorgänge oder Qualitäten (vgl. dazu Burda 2021b).

a) der *dynamische Paradigmenaspekt* – er bezeichnet die beiden Bewegungen von Verbindung und Trennung in jedem Bereich eines Aussagesystems, auf das sich ein Paradigma bezieht,
b) der *topische Paradigmenaspekt* – er bezeichnet das Verhältnis von V und T zueinander. Dieses Verhältnis ist deshalb unterschiedlich, weil entweder das V-Phantasma das T-Phantasma (also V-T, Realismus, Ontologie A) oder das T-Phantasma das V-Phantasma (T-V, Konstruktivismus, Ontologie B) dominieren kann. Außer diesen beiden Fällen von Exklusion haben wir noch jene von mir bevorzugte Topik, in der V- und T-Phantasmen gleichwertig sind (V+T, Radikaler Skeptizismus bzw. Medialität, Ontologie C).
c) Der *ökonomische Paradigmenaspekt* zeigt V- und T-Phantasmen in ihren Ausformungen in Bezug auf Wirklichkeits-, Identitäts- und Sinnbildungen jeglicher Art.

Ich werde diese drei Paradigmenaspekte später in Zusammenhang mit dem SIC-Paradigma ins Spiel bringen. Zuvor sollen noch andere bei Stephenson relevante Paradigmenkonstellationen kurz skizziert werden.

2) Paradigmenkonstellationen bei Stephenson

a) *Das VTV Stephenson – Kuhn*: Da Stephenson sich auf Thomas Kuhn bezieht, beginne ich mit dessen Definition des Paradigmas: Das Paradigma setzt „an zentralen [Punkten, Einf. GB] wissenschaftlicher Aussagensysteme Elemente […], die in anderen Paradigmen nicht enthalten sind" (zit. bei Stephenson 2003, 337)[95]. Dass damit ein VTV angesprochen ist, zeigen etwa drei von Stephenson erwähnte „Bestimmungsmerkmale" eines Paradigmas:

- Paradigmen sind *Organisatoren/Attraktoren*, die auf allen Ebenen eines paradigmengeleiteten Aussagesystems explizit oder implizit wirken (2022/2, 7)[96].
- Ein Paradigma ist *Teil einer Theorie* – die Unterscheidung bezieht sich auf theoretische Grundannahmen und empirische Musterbeispiele.
- Paradigmen ermöglichen *maximale Abstraktion* – das Paradigma konstituiert Begrifflichkeit auf höchster Ebene.

b) *Das VTV der pth-schulenspezifischen Kernparadigmen*: Stephenson unterscheidet in Bezug auf PT-Schulen folgende vier „Kernparadigmen", an denen sich diese Schulen grundsätzlich orientieren. Hinter diesen Kernparadigmen stehen unter-

95 Das stimmt in Bezug auf die phantasmatische Paradigmenkonstellation nicht ganz, da in jedem der drei Paradigmen *sowohl V- als auch T-Phantasmen mitwirken* – allerdings in unterschiedlichen Ausprägungen.

96 Ganz klar in Bezug auf Phantasmen: Phantasmen sind „ontologische Organisatoren" (Burda 2011).

schiedliche Welt- und Menschenbilder sowie unterschiedliche Epistemologien bzw. Ontologien. Die vier pth-schulenspezifischen *Kernparadigmen* sind:

- das „Tiefenparadigma“ der tiefenpsychologisch-psychodynamischen Orientierung,
- das „Reiz-Reaktions-Konditionierungsparadigma“ der verhaltenstherapeutischen Orientierung,
- das „System-Umwelt-Koppelungsparadigma“ der systemischen Orientierung,
- das „(Mit-)Menschlichkeitsparadigma“ der humanistisch-existenziellen Orientierung.

Ich möchte auf die Kernparadigmen zunächst nicht näher eingehen, sondern nur einmal behaupten, dass jedes Paradigma für sich gesehen ein VTV darstellt. Bezieht man die vier VTV explizit aufeinander, so entsteht ein erweitertes VTV: Die Paradigmen unterscheiden sich zwar voneinander, können aber zugleich in ein mediales Verhältnis zueinander gebracht werden. Dieses erweiterte VTV ist m. E. die *einzige Möglichkeit, einzelne Kernparadigmen in ein Verhältnis zu bringen, bei dem sie einander nicht grundsätzlich ausschließen*, da z. B. naturwissenschaftliche und geisteswissenschaftliche Ansätze von differierenden Grundansätzen ausgehen.[97] Das ist etwa dann problematisch, wenn das SIC-Paradigma zwar als „Brückenparadigma“ auf den Paradigmenebenen 3 und 4 (siehe unten bei Krankheits- und Behandlungslehre) fungieren kann, nicht aber auf der Ebene 2 und v. a. nicht auf Ebene 1. Darauf möchte ich im Schlussteil noch genauer eingehen.

3) Das SIC-Paradigma bei Stephenson

Dieses Paradigma ist eigentlich eine aus drei Teilparadigmen bestehende Paradigmenkonstellation, die ich kurz als VTV beschreiben und *metapsychologisch* aufschlüsseln möchte:

a) Das *S-Teilparadigma* steht für „separate psychische Gruppen“ (ein Terminus, den Stephenson von Freud entlehnt). Die Grundannahmen bei diesen kontextabhängigen Persönlichkeitsanteilen sind, dass die Psyche aus Teilen besteht und dass Gesundheit und Krankheit davon abhängen, wie die Verbindung dieser separaten Teile oder Gruppen gestaltet ist oder, anders gesagt, wie die durch die einzelnen Teilpsychen erzeugte Spannung ausgehalten werden kann.

---

97 Vgl. hier auch folgende, von Stephenson (2003) getroffene Unterscheidung: *Hyperdisziplinarität* (Disziplinen teilen gemeinsame Grundannahmen auf den Ebenen Erkenntnistheorie, Ontologie und Wissenschaftstheorie), *Transdisziplinarität* (Disziplinen weisen gemeinsame Paradigmen, etwa in Form äquivalenter Begriffe, auf) und *Interdisziplinarität*.

b) Das *I-Teilparadigma* steht für den Grad der Integration bzw. Desintegration dieser Gruppen.
c) Das *C-Paradigma* betrifft die Fähigkeit bzw. auch Unfähigkeit des Containments psychischer Gruppen. Damit ist gemeint, dass Menschen ein *inklusives* Bewusstsein ihrer Zustände (Teilpsychen) entwickeln, aber nur bis zu einem gewissen Grad aushalten können.

Zum Verständnis der Stephenson'schen Paradigmenkonstellation ist noch die Unterscheidung von *Paradigmenebenen* und *Paradigmenordnungen* wichtig. *Paradigmenebenen* sind hierarchisch geordnet und betreffen:

- die Ebene von Erkenntnistheorie, Ontologie und Wissenschaftstheorie
- die Ebene der Welt- und Menschenbilder
- die Ebene der Krankheitslehre
- die Ebene der Behandlungslehre

Auf *jeder* dieser Paradigmenebenen können nun Paradigmen *1.-4. Ordnung* bestimmt werden. Sie betreffen:

- die Beobachtung (*Phänomenalisierungsparadigma*): Was sind die beobachtbaren Phänomene, die z. B. erlauben, von Krankheit zu sprechen?
- die Verursachung (*Kausalisierungsparadigma*): Wodurch entstehen diese Phänomene?
- die Folgen (*Finalisierungsparadigma*)
- die Mittel (*Medialisierungsparadigma*)

4) Das SIC-Paradigma im Vergleich

Im direkten Vergleich der beiden Paradigmenkonstellationen SIC und VT zeigt sich Folgendes: Stephenson diskutiert in den beiden Aufsätzen das SIC-Paradigma auf den Ebenen der *Krankheitslehre* und der *Behandlungslehre* in Kombination mit diesen vier Paradigmenordnungen. (Auf die Details möchte ich hier nicht näher eingehen, sie sind für mein Vorhaben sekundär.) Was bis dato nicht ausgeführt wurde, ist der Bezug zu den *Paradigmenebenen* 1 und 2, also zu Erkenntnistheorie/ Ontologie und Welt-/Menschenbild[98]. Das ist allerdings dann wichtig, wenn man unterschiedliche „Kernparadigmen" der PT-Schulen nicht nur erwähnen, sondern auch in Bezug auf diese „höheren" Ebenen thematisieren wollte. Das hieße nun

98 Dazu muss ergänzt werden, dass Stephenson in der Zwischenzeit seine Paradigmenkonstellation in Zusammenhang mit dem Thema Subjektivierung wesentlich erweitert hat, so z. B. durch Einbeziehen des TEXT-Paradigmas (Stichwort: PTW als Textwissenschaft); siehe dazu die kommenden Publikationen des von Stephenson initiierten *Vereins für Kritische Psychotherapiewissenschaft* (www.vkp-online.at).

aber, sich mit den jeweiligen Erkenntnistheorien bzw. Ontologien A und B sowie mit den sich daraus ergebenden Welt- und Menschenbildern auseinandersetzen zu müssen. Theoretisch gesehen könnten Kernparadigmen, Epistemologien, Menschenbilder etc. auch als quasi-*separate psychische Gruppen* betrachtet werden. Das Vorhaben würde jedoch an eine Grenze stoßen, sobald der Grad ihres wechselseitigen Ausschlusses (Integration/Desintegration) festgestellt würde. Mehr als diese dadurch entstandene Spannung zu containen, wäre allerdings nicht möglich, und zwar deshalb, weil das SIC-Paradigma selbst keinen darüber hinausgehenden Rahmen bereitstellen kann, der die Paradigmenpluralität übersteigen könnte. Was auf der Ebene von Krankheits- bzw. Behandlungslehre geleistet werden kann, ist somit auf den „höheren" Ebenen nicht mehr möglich.

Vergleicht man nun die *Paradigmenebenen* miteinander, so zeigt sich, dass das VT-Paradigma genau an der Paradigmenebene ansetzt, die dem SIC-Paradigma fehlt – nämlich an der Ebene von Erkenntnistheorie und Ontologie. Von dort ausgehend lässt es sich auf alle drei weiteren Ebenen anwenden. Man könnte deshalb auch die vier leitenden „Kernparadigmen" der PT-Schulen einzeln oder gemeinsam untersuchen und fragen, welche besonderen VTV dadurch aufscheinen würden. Man hätte damit ein *inklusives* Paradigma gegeben, das nicht bei Exklusion bzw. Desintegration stehen bleibt, sondern einen Rahmen grundsätzlicher *Gleichwertigkeit* bereitstellt. Es ginge nicht mehr um ein Entweder-oder, sondern um ein sinnvolles Sowohl-als-auch, das sowohl die Herstellung von Verbindungen als auch notwendige Differenzierungen und das Aufzeigen von Grenzen ermöglicht. Die Basis dafür wäre die vorgestellte mediale Ontologie (C) bzw. das VT-Paradigma, das die unterschiedlichen Ontologien nicht unvermittelt nebeneinander stehen lässt.

In Bezug auf die Paradigmenebene wäre dem SIC-Paradigma keine Aussage über das VT-Paradigma möglich. Im Stephenson'schen Modell sind nur Aussagen bezüglich der *Paradigmenordnungen* auf der Ebene 1 möglich: Man könnte in Bezug auf das VT-Paradigma fragen, von welchen beobachtbaren Phänomenen ausgegangen wurde (1. Ebene: hier waren unterschiedlichste Erkenntnistheorien von der Antike bis in die Postmoderne relevant). Man könnte fragen, wie diese unterschiedlichen Positionen entstanden sind (2. Ebene: die Antwort ist, dass V- und T-Phantasmen ausschlaggebend sind). Die weitere Frage beträfe die Folgen daraus (3. Ebene: so führt die Dominanz des V-Phantasmas oder des T-Phantasmas in eine *Isosthenie* – eine Gleichmächtigkeit der Argumente: V-Phantasma vs. T-Phantasma). Die Frage beträfe den daraus gezogenen Schluss bzw. das Mittel zur Lösung des Problems (4. Ebene). Die Lösung besteht in der Formulierung des besagten VT-Paradigmas und in weiterer Folge in der Ausarbeitung einer darauf aufbauenden, eigenen Ontologie (C).

Fazit: Das SIC-Paradigma stellt ein besonderes VTV dar, das mittels des VT-Paradigmas modelliert werden kann. In Zusammenhang mit den vorher skizzierten *metapsychologischen* Paradigmenaspekten, bei denen es um das Verhältnis von V- und T-Phantasmen in einem VTV geht, lässt sich erkennen, dass für das SIC-Paradigma alle drei Aspekte – dynamisch, topisch und ökonomisch – relevant sind. Alle drei Teilparadigmen hängen vom *dynamischen* Aspekt von V- und T-Phantasmen ab. Diese Abhängigkeit liegt zuallererst auf der *epistemologisch-ontologischen Ebene* vor und zieht sich von dort durch alle Ebenen und Ordnungen.

5. Ein Beispiel für Verbindungs-und-Trennungs-Verhältnisse in der Begriffsarchitektur einer Psychotherapieschule[99]

Psychotherapie kann als eine besondere epistemische Situation angesehen werden, an deren Zustandekommen unzählige andere Faktoren (*Medien*) beteiligt sind. Das ist die gemeinsame Basis aller PT-Richtungen ungeachtet ihrer Unterschiede. Als Medien in diesen Situationen wirken Menschen, Dinge, Räume usw. – aber auch Fachbegriffe und Theorien, deren Strukturen selbst wieder als Medien (VTV) epistemisch dargestellt werden können. Wie bereits ausgeführt, bezeichne ich Phänomene als Selbst-Differenzen oder auch als Medien. Ein Medium, so die leitende ontologische Annahme, steht sowohl zu sich selbst als auch zu anderen Medien in einem sich permanent verändernden Verbindungs- und Trennungs-Verhältnis. Medien zeichnet insgesamt aus, dass sie auf andere Medien verändernd einwirken und dabei zugleich selbst verändert werden. Es gibt somit einen übergreifenden, interdependenten Verweisungszusammenhang. Medien, also alles, was es gibt, kommen nur durch die mediale Vermittlung anderer Medien zustande. Das zeigt sich auch in der PT. Therapieformen mögen unterschiedliche Schwerpunkte haben (Bild, Sprache, Verhalten etc.), aber alle arbeiten auf eine Art und Weise, die sich als *medial* charakterisieren ließe. PT ist demzufolge ein medialer Prozess, in dem alles Vorkommende – Prozesse, Theorien, Personen, psychische Vorgänge usw. – als Medium aufgefasst werden kann. Psychische Instanzen, die Wahrnehmung, das Denken, der Körper, jede Theorie, das Setting usw. können medial aufgefasst und als VTV beschrieben werden. Verbindung und Trennung sind jene beiden Grundoperationen, die Erkennen und Wissen grundsätzlich bestimmen. Sie finden sich in all unseren Theorien und Identifikationen. Dies soll nun weiter am Beispiel der Begriffsarchitektur einer PT-Schule gezeigt werden. Dabei geht es um die *Analytische Psychologie* (AP) nach C. G. Jung und um die beiden zentralen Begriffe Komplex und Archetyp. Komplex und Archetyp können als Strukturmedien der Jung'schen Theorie aufgefasst werden. Jung war durch seine Assoziationsstudien am Burghölzli in Zürich auf jene emotional aufgeladenen Nuclei der Psyche aufmerksam geworden, die er später *Komplexe* nannte. Sie sind die Brennpunkte des seelischen Lebens, aus denen sich die ganze Persönlichkeit bildet (GW 10, §141).

Starten wir mit einer kurzen Phänomenologie des Komplexes: Wenn man zunächst *deskriptiv* vorgeht, dann lässt sich feststellen, dass ein *Komplex*

99 Der Text bezieht sich auf Ausschnitte des Buches *Epistemische Achtsamkeit* (Burda 2021b).

- in der AP einen Knotenpunkt (Episode, Landschaft, Raum etc.) in der Psyche (individuell, kollektiv, kulturell) darstellt, der auf das subjektive Bewusstsein wirkt und ein eigenes Denken, eine bestimmte Emotionalität, veränderte Realitätserfahrungen und eine eigene Phantasietätigkeit entwickelt
- für die PT relevant ist
- eine Referenz für Messverfahren bietet (z. B. Assoziationsexperiment)
- ein Mittel darstellt, Pluralität zu denken (Psyche nicht als Einheit, sondern als „Konstellation")
- einen Filter zwischen „archetypischer" und subjektiver Ebene bildet (der Komplex verbindet und trennt diese Ebenen zugleich).

Der Komplex bildet einen Kristallisationspunkt in der Psyche. Er zeigt sich im Verhalten, er zeigt sich affektiv-emotionell, kognitiv und in der Phantasietätigkeit, er agiert wie eine eigenständige Teilpersönlichkeit, er erzeugt eigene, innere Räume, er initiiert Bedeutungszuschreibungen, Identifikationen und Realitätsverzerrungen. Auf dieser phänomenologischen Ebene arbeiten wir mit Daten, die beobachtet und gemessen werden können. Der Komplex zeigt sich nämlich auch in verzögerten Antworten oder Reaktionen beim so genannten Assoziationsexperiment. Dieser Zugang ist mehr oder weniger empirisch.

Gehen wir nun zu einem eher *re-visionären* Gesichtspunkt über und wechseln wir nun von der phänomenologischen Perspektive zu einer phänomediologischen: Hier fassen wir den *Komplex als Medium* auf, also als etwas, das nicht nur beobachtbare und messbare Daten (Mediate) produziert, sondern als ein besonderes Verbindungs- und Trennungsverhältnis (VTV), das verändernd in einem plurimedialen Kontext auf andere Medien wirkt. Dieses VTV zeigt sich bereits in der Definition des Komplexes: Er ist eine „Teilpsyche" (Trennung), steht aber – außer er ist gänzlich dissoziiert – in einem Netzwerk von Verbindungen mit anderen Komplexen und dem Ichkomplex, welches die gesunde Psyche auszeichnet. Grundlage dieses phänomediologischen Ansatzes ist die erkenntnistheoretische Reflexion auf den phantasmatischen Aufbau sämtlicher Wirklichkeitsauffassungen. Gehen wir nun von folgendem Dual aus: Ich(-Komplex) – Komplex. Verbindung und Trennung sind hier auf zwei Pole aufgeteilt. Das Ich steht für Verbindung, der Komplex für Trennung. Der Komplex führt durch seine diversen Wirkungen eine Differenz, d. h. etwas Fremdes, in den Ichkomplex ein, er wirkt verändernd auf ihn, trennt gewissermaßen die Verbindung des Ich mit sich selbst bzw. auch mit der gesamten Psyche und bindet zugleich das Ich ans Komplexgeschehen. In der Therapie wird nun genau daran gearbeitet: Es wird versucht, eine bewusste Verbindung zum Komplex herzustellen und das durch ihn Angestoßene zu „integrieren". Das Ich und seine Selbstidentifikationen werden dadurch differenzierter. Hier wird vielleicht deutlich, dass nicht nur der Komplex Medium des Ich ist, sondern dass umgekehrt auch das Ich als Medium des Komplexes verstanden werden kann, da es auf ihn verändernd einwirken kann. Mit Ich und Komplex haben wir also zwei Medien vor uns, die sich im Prozess gegenseitig mediatisieren. Der Komplex ist, fassen wir zusammen, Medium im psychischen Prozess.

Komplex, Psyche, Selbst

Der Beschäftigung mit dem Dual von Ich und Komplex haftet natürlich etwas Reduktives an, da das Dual in einen viel größeren theoretischen Kontext eingebettet ist, in dem weitere Strukturen wie Psyche, Archetyp und Selbst ebenso mediale Funktionen innehaben und in die Überlegungen mit einbezogen werden sollten. So könnte z. B. die Stellung des Komplexes zwischen archetypischer und persönlicher Ebene thematisiert werden. Es könnte auch nach der Rolle und dem Zusammenspiel besonderer Medien wie Wahrnehmung, Affekt, Kognition, Phantasie und Sprache in Zusammenhang mit dem Komplexgeschehen gefragt werden. Diese letztgenannten Punkte möchte ich nun etwas genauer ausführen. Dabei wird sich ein – im wahrsten Sinn des Wortes – „komplexes" mediales Geschehen zeigen, in dem unterschiedliche Medien wie Affekt, Bild, Begriff usw. einander verbindend-trennend durchdringen und gegenseitig mediatisieren.

Gehen wir dazu von folgender Definition des Komplexes aus, bei der das Wort Medium durch die Bezeichnung Verbindungs-Trennungs-Verhältnis (VTV) ersetzt wird, um das Verständnis etwas zu erleichtern. (Ein Medium – d. h. jedes Seiende – lässt sich ja, wie gesagt, auch als VTV charakterisieren.) Der Komplex wird im Folgenden also als VTV (in) der Psyche aufgefasst. Das kann a) rein als auf innerseelische Strukturen bezogen verstanden werden. Psyche kann aber b) auch als innen und außen umgreifend gedacht werden (*esse in anima*, *In-der-Seele-Sein*). In diesem Fall markiert der Komplex die Grenze, an der sich innen und außen sowohl miteinander verbinden als auch voneinander trennen. Dem entspricht, dass der Komplex sowohl durch innere als auch durch äußere Reize angestoßen („konstelliert") werden kann. Konstellation beruht auf der Genese des Komplexes, bei der sich ähnliche Erfahrungen mit frühen Bezugspersonen oder auch Situationen unter dem Primat einer Emotion/eines Affekts zu einem Komplex – d. h. zu einem Geflecht (*flectere*) aus Strebungen, Phantasien, Komplexgedanken, Empfindungen etc. – zusammenfügen.

Was ist mit Psyche in diesem Zusammenhang gemeint? Wie gesagt ist der Komplex in der Analytischen Psychologie u. a. ein Mittel, um Pluralität zu denken. Im Komplex lebt damit ein Teil sehr alter Vorstellungen über die Psyche weiter. Im altgriechischen Denken gab es ja zunächst unterschiedliche, den Göttern zugesprochene Erregungsherde (*thymos*, *phrenes*, *nous* …), die erst allmählich unter dem

Psyche-Begriff vereinheitlicht wurden. Psyche war ursprünglich nur die Atemseele, die den Menschen im Sterben verließ. Auch unser moderner Psyche-Begriff schillert noch zwischen diesen Vorstellungen von Einheit und Vielheit. Wenn man nun bedenkt, dass das Ziel der PT nach C. G. Jung letztlich auf Selbstwerdung (Individuation) ausgerichtet ist, dann könnte der – nun auch als VTV verstandenen – Psyche die Rolle eines *Selbstmediums* unterstellt werden. Das heißt, die Psyche soll jenes *Medium* sein, bei dem es um die Herausbildung und Umbildung von Identität/en und in weiterer Folge um Sinnfindung geht. An Forschungstagen oder Kongressen der AP kommt regelmäßig die prominente Rolle des Sinns zur Sprache. Komplexe verzerren nicht nur eine feststehende Realität oder verfälschen ein „Realitätsprinzip", sie erzeugen vielmehr eine je eigene Realität, die bestimmte Identifikationen mit entsprechenden Subjektanteilen provoziert. Ob diese eigene Realität nur einen inneren Raum betrifft, oder ob es um etwas innen und außen Umgreifendes, also um ein psychisches Feld, geht, sei hier nicht gefragt. Mir scheint jedoch, dass mit diesen Komplexrealitäten nicht nur bestimmte Identifikationen verbunden sind, sondern dass damit immer auch ein bestimmtes Sinngefüge gegeben ist. Man könnte diesen Gedanken dahingehend weiterspinnen, dass Komplexe vielfältige potentielle Sinninseln im psychischen Feld darstellen, die sich – sowohl positiv als auch negativ – nicht nur auf das Ich, sondern auch auf das Selbst beziehen lassen, da die Identifikationen des Ich immer innerhalb eines bestimmten Sinnhorizontes und nicht im luftleeren Raum stattfinden. Eben dieser Sinnhorizont ließe sich mit dem vergleichen, was die AP unter „Selbst" versteht, nämlich den Archetyp des Sinns. Vom medialen Ansatz her gesehen stellt das Selbst somit ein besonderes VTV dar, das mit dem Mediatisieren von Sinn zusammenhängt. Ich fasse das Selbst[100] demgemäß als *Sinnmedium* auf.

Ich und Affekt

Der Affekt wirkt gemäß der Definition des Komplexes als *Bindekraft* des Komplexes und lässt sich – und das möchte ich hier untersuchen – analog zum Ich bzw. zum Denken verstehen, das die mannigfaltigen Sinneseindrücke synthetisiert. Der Affekt erweckt den Eindruck eines frühen „Denkens", das die sich an ihn anbindenden Erfahrungen mit frühen „Objekten" synthetisiert. Zieht man

100 Zu betonen ist hier, dass der Archetyp des *Selbst* bei Jung jenem strukturbildenden Moment in der Psyche entspricht, der die Subjektbildung initiiert. Im Rahmen einer Ontologie C lässt sich das Selbst als *Sinnmedium* des Jung'schen Denkgebäudes auffassen. In gewisser Weise trifft das auch beim Apojekt zu, da das Subjekt – ähnlich wie das Ich auf der so genannten *Ich-Selbst-Achse* – im Apojekt jene *Virtualität* berührt, mit der es sich existenziell in allen seinen Dimensionen – d. h. körperlich, geistig, seelisch, sozial usw. – auseinanderzusetzen hat. Dennoch ist das Selbst nicht mit dem Apojekt gleichzusetzen, da beide Begriffe eine unterschiedliche Ontologie voraussetzen.

dies in Betracht, dann heißt das auch, dass der Komplex nicht notwendigerweise pathologisch sein muss, sondern dass sich seine Negativität nur in Verbindung mit bestimmten Beziehungserfahrungen oder Situationen einstellt. Affekte beziehen sich alle auf das subjektive Ich-Erleben. Das Ich ist aber nicht der jeweilige Affekt, sondern gerät nur unter eine spezielle emotionale Färbung, die sich in der Dominanz eines Komplexes ausdrücken kann. Man kann deshalb sagen, dass der Komplex – die „Komplexbrille" – unsere Erfahrungen insgesamt organisiert, und zwar negative wie positive Erfahrungen gleichermaßen. Hier könnte auch gefragt werden, ob das Ich tatsächlich je ganz neutral sein kann, wie bisweilen angenommen wird, oder ob zum Ich nicht immer auch schon eine Art „Selbstgefühl" gehört. Der Affekt und seine Bilder lassen sich, psychoanalytisch gesprochen, mit dem *Primärvorgang* in Beziehung setzen, der z. B. in Individualmythen erschlossen werden kann. In Individualmythen finden sich regelmäßig Motive, die an diverse Mythologien erinnern. Diese Motive können therapeutisch genutzt werden, da sie einen Lernprozess anstoßen können, der sowohl den Primärprozess als auch den Sekundärprozess betrifft. Wenn wir in Betracht ziehen, wie sehr Ich, Komplex und Affekt aufeinander einwirken, dann fällt es nicht schwer, sie ebenso als Medien aufzufassen, die einander gegenseitig in ihrer Selbst-Differenz im Sinnfeld des Selbst mediatisieren.

Komplex und Begriff

Der Komplex ist in der AP auch ein Mittel, das Verhältnis von Allgemeinem und Besonderem zu denken. Dabei verteilen sich Einheits- und Vielheitsvorstellungen nach zwei Richtungen:

a) vertikal – das Allgemein-Archetypische wird als Einheit betrachtet, das Existenziell-Besondere (Bilder, aber auch einzelne Menschen usw.) als Vielheit unter dieser Einheit
b) horizontal – das Archetypisch-Allgemeine stellt eine Vielheit dar, das Individuum die Einheit.

Das Verhältnis von Allgemeinem und Besonderem lässt sich somit nach zwei Seiten denken: entweder als Vorrang des Allgemeinen oder als Vorrang des Besonderen, des Einzelfalls. Der Komplex setzt nun genau diese Unterscheidung zwischen dem Allgemeinen und dem Besonderen voraus, die auch für unsere Begriffe und die Sprache wichtig ist. Die Unterscheidung von Allgemeinem und Besonderem in der Sprache markierte historisch den Beginn wissenschaftlichen Denkens (Plato, Aristoteles) und das Ende des mythischen Denkens. Der Begriff trennte nämlich die (mythische) Unmittelbarkeit, in der Allgemeines und Besonderes noch eine ursprüngliche Einheit bildeten. Der Komplex wirkt nun ähnlich wie der Begriff:

einerseits wie ein Filter zwischen innen und außen und andererseits wie ein Filter zwischen archetypischer und individueller Ebene.

Komplex und Begriff markieren gleichermaßen eine Schnittstelle zwischen Allgemeinem und Besonderem. Bei Begriff und Komplex geht es um spezifische Verbindungs-und-Trennungsverhältnisse, die sich darauf beziehen, dass sich mit dem Spracherwerb ein Abstand vom Primärprozess etabliert. Diese Schnittstelle ist in Hinblick auf das Assoziationsexperiment bedeutsam, da an ihr Allgemeines und Besonderes bzw. Archetypisch-Kollektives und Individuelles aufeinandertreffen. Das Assoziationsexperiment setzt Wörter/Begriffe und Affekte/Bilder in Verbindung zueinander. Diese Verbindung kann problematisch sein (negativer Komplex) oder auch nicht (positiver Komplex). Im Experiment kann sich sowohl Positives als auch Negatives zeigen. Bei diesem Testverfahren zeigt die Reaktion auf Reizwörter die Qualität des jeweiligen Verhältnisses zwischen einem Komplex bzw. mehreren Komplexen und dem Ichkomplex. Je nach Qualität kann dabei das Trennende oder das Verbindende im Vordergrund stehen. Wenn es dabei zu auffälligen Reaktionen kommt, dann sagt das ebenso etwas über einen Komplex aus, wie keine auffällige Reaktion. Diese Ansicht widerspricht einer Auffassung, die den Komplex nur in seiner negativen oder dysfunktionalen Form kennt.

Komplex und Mythos

Mythologisches Material kann nun in der PT dazu herangezogen werden, um den durch den Spracherwerb entstandenen Abstand zu überbrücken. Dem Bewusstsein wird dadurch verdrängtes Material wieder zugänglich. Mythen stellen ein mit symbolischen Formen aufgefülltes und affektiv aufgeladenes „Zwischenreich" dar, das im analytischen Prozess erschlossen werden kann. In diesem Prozess verwickeln sich Vereinigung und Trennung unablässig ineinander. Der Mythos platziert sich gewissermaßen an der Schnittstelle zwischen dem verdrängten Primärprozess und der sekundären Bearbeitung bzw. zwischen Affekt bzw. Phantasie und Denken. Der Mythos verbindet somit das Bewusstsein (Sekundärprozess, Sprache, Einsicht) mit dem am Lustprinzip orientierten, affektiv-bildhaften Primärprozess. Er greift auf symbolische (Beziehungs-)Formen und affektive Besetzungen zurück, in denen Bild und Abgebildetes, Name und Bezeichnetes, Darstellung und Dargestelltes noch nicht wirklich voneinander geschieden sind, sondern noch vom Affektkern des Komplexes verschmolzen werden. Durch die regressive Verbindung zum primärprozesshaften, noch undifferenzierten, affektiv besetzten mythologischen Material kann deshalb zunächst eine paradoxe Entdifferenzierung von den bereits sprachlich gefassten und auf Verdrängung ausgerichteten Inhalten des Sekundärprozesses angestoßen werden. Auf dieser Basis kann affektives Lernen (z. B. Trauerarbeit) angeregt werden. Wenn dies gelingt, kann eine erneute Differenzierung erfolgen und eine Haltung entstehen, die gegenüber früheren Einstellungen den Vorzug hat, dass nicht mehr nur verdrängt werden muss.

Affekt und Sprache

Bei Freud verläuft der Primärprozess von Wünschen und Vorstellen unbewusst. Ausnahmen sind die Reizspannungen der Lust-Unlust-Empfindungen und die Objekt-Wahrnehmungen. Das Bewusstsein, so die Annahme Freuds, erfährt die Reizabfuhr als lustvoll, die Erhöhung als Unlust. Durch die wiederholte Verbindung bestimmter äußerer Objekte mit Lust- bzw. Unlusterleben entsteht eine bestimmte emotionale Färbung. Diese ist das eigentliche Bindemittel des Komplexes. Mit dem Spracherwerb tritt nun ein neues Lernen auf den Plan: Die primären Lust- bzw. Unlusterlebnisse werden allmählich mit sprachlichen Ausdrücken verbunden, die dem Kind neue Möglichkeiten eröffnen. Es erlangt nun die Fähigkeit, Objekte vorzustellen zu können. Die Wortvorstellungen werden dann nicht mehr mit den zugrunde liegenden Wünschen und dem Lust- bzw. Unlusterleben identifiziert, sondern repräsentieren diese nur. Dadurch trennen sich auch die für den Primärvorgang charakteristischen Identifikationen von Repräsentanz und Repräsentiertem. So entsteht eine gewisse Unabhängigkeit vom Primärprozess. Diese Differenzierung ist die Grundlage dessen, was in der AP als Dialog mit dem Unbewussten angestrebt wird. Wenn wir dies auf das Assoziationsexperiment umlegen, dann heißt das, dass auffällige, an bestimmte Begriffe bzw. Vorstellungen gebundene, die freie Assoziation störende Reaktionen noch näher am Primärprozess und damit am affektiv aufgeladenen, lebensgeschichtlich-mythischen Material verblieben sein müssen und deshalb von den Bewertungen des Sekundärprozesses weiter entfernt sind oder sich mit diesen spießen.

Archetyp und Archethyp

Ergänzen wir die Ausführungen zum Komplexbegriff noch um den Begriff *Archetyp*, der als „Kern" eines Komplexes gilt. Mein Ziel ist dabei nicht, Jungs Archetypentheorie an „generally accepted theories" wie Biologie, Genetik, Psychologie, Anthropologie, Cultural Studies, Neurowissenschaft usw. anzunähern. Mein Ziel ist vielmehr, eine Lösung anzubieten, die sich aus der Erkenntnis basaler epistemologischer Schwierigkeiten ergibt, die sowohl Jungs Theorie als auch die Wissenschaft im Allgemeinen betreffen. Im Mittelpunkt steht dabei die *Phantasie* oder *Einbildungskraft*: Sie hat insofern eine *anthropologische Zentralstellung*[101], als sie die unhintergehbare Ausgangslage jeder ontologischen, epistemologischen oder wissenschaftlichen Theoriebildung ist. Jung bezeichnet im GW 6 die Phantasie als

101 Siehe auch Gabriel 2020.

klarste Erscheinungsform der Psyche und als „Mutter aller Möglichkeiten". Ich möchte ergänzend zeigen, dass die Phantasie insofern auch die *Mutter aller Wirklichkeiten* ist, als es ohne sie keine Wahrnehmung, kein Denken, keine Begriffe, keine Ideen und kein Wissen geben könnte. Durch sie wird bestimmt, wer oder was der Mensch ist, wie seine Wirklichkeit und deren Gegenstände verfasst sind, und was als wahres Wissen und Sein vom Schein unterschieden werden soll. Sie bestimmt auch die beiden widersprüchlichen epistemologischen Paradigmen, die sowohl in den Einzelwissenschaften als auch in Jungs unterschiedlichen – sprich: *selbst-differenten* – Definitionen des Archetyps zu finden sind. Aus diesem Wiederspruch heraus soll ein neues epistemologisches Paradigma entwickelt werden, das auch ein neues Verständnis des Archetypischen vermitteln kann.

Archetypen sind meinem Verständnis nach *Strukturmedien* der Jung'schen Theorie und Praxis[102]. In diesem – und nur in diesem – *relativen* Kontext sind sie „universal". Es ist deshalb verfehlt, einen darüber hinausgehenden Universalismus in Bezug auf andere Wissensfelder behaupten zu wollen (siehe z. B. den Jung-Pauli-Dialog). Im Verbund mit dem weiteren Strukturmedium *Komplex* verbinden und trennen Archetypen Allgemeines (Kollektives) und Besonderes, Bewusstes und Unbewusstes, Menschliches und Unmenschliches, Eigenes und Fremdes, Innen und Außen. In der analytischen *Praxis* betreffen Archetypen die Selbst- und Fremdbeziehung, die Übertragung und Gegenübertragung, die Träume, Phantasien, Ideen, Gestaltungen usw. Im *Theoretischen* betreffen sie sämtliche *antinomischen Selbstverhältnisse* der klassischen Metaphysik wie Sein, Natur, Menschliches und Göttliches[103]. All diese Bereiche sind ebenso Medien bzw. VTV wie die später sich aus dieser ersten rationalen Grundmatrix herausbildenden Wissenschaften: Der Mensch hat zwar Anteil am Sein, an der Natur, am Geist usw. (Verbindung), aber er ist dies alles eben *nicht ganz* (Trennung). Obwohl sich Jung dezidiert metaphysischer Aussagen enthalten wollte,[104] umfasst sein Menschenbild – und das zeichnet es tatsächlich zugleich aus – sämtliche Bereiche der klassischen Metaphysik[105].

Rekapitulieren wir hier noch einmal den theoretischen Hintergrund: Das Verhältnis von Wissen und Wirklichkeit bzw. die Frage, was tatsächlich als Wissen ausgewiesen werden kann, ist die erkenntnistheoretische Grundfrage an der Basis sämtlicher rationaler Wissenschaften. Ohne Vorstellungen (Phantasmen) von

---

102 Der Ausdruck *Medium* bezeichnet in einem *ontologischen* Sinn alles Seiende. Synonym mit der Bezeichnung verwende ich auch die Bezeichnungen *Selbst-Differenz* und *Verbindungs- und-Trennungs-Verhältnis* (VTV).

103 Siehe dazu Burda 2019a.

104 Jung GW 14/2, § 436.

105 Burda 2020.

Verbindung und Trennung ist kein Wissen möglich. Dabei gibt es zwei mögliche paradigmatische Grundvarianten:

P1: Wirklichkeit *kann* erkannt werden (Verbindung, Korrelation, Realismus) und

P2: Wirklichkeit *kann nicht* erkannt werden, es gibt nur Konstrukte (Trennung, Konstruktivismus).

Die Frage, welchem Paradigma der Vorzug gebührt, kann epistemologisch *nicht* geklärt werden: Es gibt keinen *archimedischen Punkt* außerhalb unseres Erkenntnisvermögens, der die Richtigkeit von P1 oder von P2 bestätigen könnte.[106] Die Frage, ob Archetypen real oder nur ein Konstrukt sind, ist deshalb in *theoretischer* – nicht jedoch in *praktischer* – Hinsicht irrelevant: Die Grundlage sämtlichen Wissens ist zwar in letzter Hinsicht phantasmatisch, die jeweils bevorzugte Grundeinstellung *wirkt* allerdings im weiteren Prozess – so auch in der Therapie – auf jeden Fall. Jung fasst das kurz und bündig so: „Wirklich ist, was wirkt". Man könnte daraus ableiten, dass Verbindung und Trennung so etwas wie grundlegende, universale und kulturinvariante „Quasi-Archetypen" sind:[107] rein *formale* Bedingungen, die inhaltlich in allen Wissensfeldern – von der Religion bis hin zu den Kausalketten oder neuronalen Netzen der Naturwissenschaft – zu finden sind.

Eine missverständliche Frage in Zusammenhang mit Archetypen ist, wie diese „übertragen" werden sollen. Die Frage nach der Übertragung – ob „biologisch" oder „kulturell" – stellt sich eigentlich nicht, denn Archetypen sind „nur" ein möglicher Ansatz, die *conditio (in-)humana* zu interpretieren. *Jede* Interpretation bzw. auch jede Kritik – also jede *epistemische*, auf Wissen ausgerichtete *Situation* – ist auf Vorstellungen von Verbindung und Trennung angewiesen. Warum dies so ist – ob alles aus der Natur, aus dem Bewusstsein usw. stammt – kann *nicht* geklärt werden. Es kann immer nur *geglaub*t werden. Alle Versuche, Archetypen mit einer oder mehreren Wissenschaften zu akkordieren, wird deshalb wieder nur auf Vorstellungen von Verbindung und Trennung zurückgreifen müssen. Das ist jedoch nicht zielführend, da sich die Problematik nur von einem Feld in ein anderes verschiebt, *ohne* grundsätzlich gelöst werden zu können.[108] Möglich ist nur, bestimmte Fehlmeinungen Jungs zu korrigieren. Das beste Beispiel dafür ist wahrscheinlich die Erkenntnis, dass Archetypen *nicht* vererbt werden können.

Jung schwankt erkenntnistheoretisch gesehen zwischen den beiden Paradigmen P1 und P2, er gibt aber letztlich P1 den Vorzug, wie auch sein Versuch mit dem Physiker Wolfgang Pauli zeigt, Materie und Geist auf eine gemeinsame, archetypisch-psychoide, d. h. „seele-artige" Basis stellen zu wollen. Da jedoch erstens die

106 Kuhn 2017.

107 Descola 2011.

108 Siehe Roesler 2009.

Frage von Realismus vs. Konstruktionismus *nicht* geklärt werden kann und zweitens beide Ansätze notwendigerweise mit beiden Phantasmen arbeiten müssen, um überhaupt als Position formuliert werden zu können,[109] ist es angeraten – über Jungs Konkretismus hinaus – ein anderes epistemologisches Paradigma P3 einzuführen und von einer *symbolischen* Wirklichkeit auszugehen. Symbolische Wirklichkeit heißt in diesem Kontext, dass Wirklichkeit weder auf die Variante P1 noch auf die Variante P2 – und damit verdinglichend-konkret (lat. *res*) – festgeschrieben wird, sondern stattdessen *ganz anders* (lat. *alius*, ganz anders im Unterschied zu *alter*, das andere von zwei Möglichkeiten) aufgefasst werden kann. Im symbolischen Wirklichkeitsverständnis werden Verbindung und Trennung *nicht* im Sinne eines Entweder-oder gegeneinander ausgespielt, sondern im Sinne eines Sowohl-als-auch aufgefasst. Das bedeutet keine Relativität[110] oder gar einen Nihilismus, sondern im Gegenteil: Das symbolische Wirklichkeitsverständnis führt erstens in die *Tiefe der Kontingenz* (Cavell) und dadurch zum Bewusstsein der ubiquitären *Fragilität*[111] von allem, und zweitens zu einer besonderen Verantwortlichkeit dafür, was angesichts von Fragilität tatsächlich entschieden wird. In dieser Hinsicht verbinden sich Episteme und Ethik: Man könnte vom Archetyp auch als *Archethyp* sprechen, d. h. von einem *ethischen Potenzial* (griech. *arché* und *ethos*)[112].

Was könnte aus dieser psychotherapiewissenschaftlichen Vertiefung für die AP gewonnen werden? Zwei Punkte erscheinen mir besonders relevant zu sein:

1) Eine differenzierte Auseinandersetzung mit Begriffen, die als „schwammig“ gelten. Begriffe können aus einer Perspektive von außen anders erfasst, die Theorie aus dieser Perspektive re-visioniert und modernisiert werden.
2) Der vorgestellte Ansatz stellt ein Instrument dar, um die Voraussetzungen einer beliebigen Theorie zu untersuchen, also etwas zu unternehmen, was viele Theorien selbst unterlassen, wenn sie theoretische Konzepte als Aussagen über eine Wirklichkeit an sich ausgeben. Die angemessene Frage wäre dann: Was muss eine Theorie überhaupt als gegeben voraussetzen, um diese oder jene Behauptung aufstellen oder um zu diesem oder jenem Ergebnis kommen zu können? Dies wäre ein Ansatz, der sich vom einfachen Anschluss-Suchen an andere Wissenschaften oder PT-Richtungen wesentlich unterscheidet. Die Frage nach den stillschweigend vorausgesetzten Bedingungen lässt sich auch an die Theorie der AP richten.

---

109 Burda 2010.

110 Feyerabend 2018.

111 Burda 2010; Meillassoux 2008.

112 Burda 1998; 2016.

6. Vorzüge einer Psychotherapiewissenschaftsphilosophie

Fragen wir abschließend danach, was dieser Ansatz in die PTW einbringen könnte. Ich beschränke mich in der Antwort auf folgende Punkte:

1) Ein erster Vorzug ergibt sich aus der Möglichkeit, unterschiedliche Theorien (z. B. zur Subjektivität) in ein mediales VTV zu bringen. Auf dieser theoretischen, hyperdisziplinären *Immanenzebene* können die Theorien auf ihre (phantasmatischen) Vorbedingungen, Lücken, Herrschaftsstrukturen (wissenschaftlich, ideologisch) und Beziehungen zueinander untersucht werden. Das entwickelte Instrumentarium könnte der Präzisierung eines von allen PT-Formen geteilten Bodens dienen, auf den sich einzelne PT-Richtungen – auch unabhängig vom psychotherapiewissenschaftlichen Diskurs – sowohl intra- als auch interdisziplinär beziehen können. Dadurch, dass eine auf der Basis des RS gebildete PTW ihre eigene Selbst-Differenz thematisieren kann, ist es ihr möglich, die Selbst-Differenzen anderer OS zu beleuchten.
2) Ein zweiter Vorzug besteht im Andenken eines möglichst *ideologiefreien* Subjektbegriffs, den zu vertreten mir v. a. in der PT wichtig erscheint. Zu bedenken ist, dass die unterschiedlichen Subjektbegriffe ideologisch aufgeladen sind und eigene *Abjekte* erzeugen. Das ist kurz näher auszuführen, da sich beim Begriff Apojekt auch die Frage nach dem Unterschied zum Begriff *Abjekt* bzw. zur *Abjektion* stellt. Bei Julia Kristeva ist Abjektion der erste Schritt zur Subjektwerdung und zur kulturellen Ordnung. Damit ein Subjekt entstehen kann, muss etwas aus dem psychischen Urgrund (*chora*) verworfen und zum Nicht-Selbst werden (ein T-Phantasma als Reaktion auf ein primordiales V-Phantasma!). Dadurch entsteht ein *aversives* Verhältnis, das sich an den Grenzen des Körpers und des Subjektes vollzieht und ständige Sicherungsmechanismen erfordert. Abjekt ist einerseits der verworfene und objektivierte Selbstanteil und andererseits alles, was die Grenzen zwischen Subjekt und Umwelt existenziell bedroht. Damit ist eine normative Funktion angesprochen, die üblicherweise mit „Verwerfung" übersetzt wird. Sie ist ein Vorgang der Herstellung von Grenzen, die auf dem Ausschluss von Aspekten der Selbst-Differenz des Subjekts beruht. Diese Grenzziehung hat selbstbestärkende Funktion. Im Kontext von Subjektivierung hat Abjektion auch mit der Verschiebung von Grenzen in zeitgenössischen Diskursen und der expliziten Entwertung von historischen Wissenssystemen rund um das Subjekt und dessen Herkunftssysteme zu tun. Im Sinne einer *Apojektion* kann dagegen gezeigt werden, dass die Selbst-Differenz des Subjekts – und damit „etwas" am/im Subjekt – *nicht* verworfen (ausgeschlossen) werden kann. Im Gegensatz zum Abjekt, das auf etwas hinweist, was aus

der Subjektbildung „verworfen" werden soll, weist das Apojekt auf die Unmöglichkeit genau dessen hin: Das Apojekt kann weder ein- noch ausgeschlossen werden. In diesem Sinn ist das Apojekt der letzte Kristallisationspunkt von Hoffnung und Hoffnungslosigkeit, von Sinn und Sinnlosigkeit. Unsere Ontologien, Sinnarchitekturen und Lebensweisen beziehen sich direkt oder indirekt darauf.[113] Ob es ein Ort der Hoffnung oder der Hoffnungslosigkeit, ein Ort des Heils oder des Unheils, ein Ort möglicher Versöhnung oder ein Ort eines unheilbaren Gegensatzes ist, muss offen bleiben.

3) Ein dritter Vorzug ist, dass man mit einem hyperdisziplinären wissenschaftlichen Vorverständnis ins Rennen geht, das nicht zulässt, dass das Feld (der PT, der PTW) von anderer Seite her bestimmt wird. Das ermöglicht einen anderen Umgang mit Normierungen aus anderen wissenschaftlichen Ordnungssystemen, die sich anschicken, über das Subjekt in der PT bzw. über die Subjektivitäten PT oder PTW zu verfügen. Um die Wichtigkeit dessen zu ermessen, worum es dabei geht, und um zu ermessen, wie wichtig und einzigartig die Vorreiterrolle der SFU in dieser Hinsicht ist, sei vielleicht folgendes Vorkommnis berichtet: Im Vorfeld des neuen österreichischen Psychotherapiegesetzes konnten Kommentare zum Gesetzesentwurf abgegeben werden. Im Kommentar der österreichischen Rektorenkonferenz (!) wurde PTW als zusammengestückelte *Frankensteindisziplin* bezeichnet. Die Stelle ist es wert, im Originaltext gelesen zu werden:

   „Ebenso wichtig wie die im Verlauf über die drei Ausbildungsabschnitte progressiven praktischen Anteile sind daher die wissenschaftlichen Grundlagen und Methoden, die nicht einer fiktiven, in dieser Form international inexistenten distinkten Psychotherapiewissenschaft, sondern in der Regel der Medizin und Psychologie sowie weiteren etablierten Bezugswissenschaften wie Pädagogik und Philosophie entstammen (vgl. § 9). […] Der Begriff ‚psychotherapiewissenschaftlich' ist generell durch ‚psychotherapeutisch' zu ersetzen, ebenso wie man von ‚medizinischen' und nicht ‚medizinwissenschaftlichen' Fächern/Schulen/Bereichen etc. spricht. International etabliert ist Psychotherapieforschung (verschiedener fachlicher Provenienz); die Frankenstein'sche Erschaffung und Deklaration von ‚Psychotherapiewissenschaften' per Federstrich des Gesetzgebers ist unwissenschaftlicher Unsinn"[114].

---

113 In diesem Zusammenhang ist nicht unwesentlich, dass Vertreter der Dekonstruktion und des Poststrukturalismus auf etwas Vergleichbares abzielen, wenn sie von *Messianismus*, von *Wahrheitssubjekt* oder Ähnlichem sprechen. Man könnt diese Dimension quasi-religiös nennen, sie berührt die Etymologien von *relegere*, *religare* und *relinquere* (Burda 2008b).

114 Österreichische Universitätenkonferenz (119/SN-309/ME), 8.2. 2024, https://www.parlament.gv.at/gegenstand/XXVII/ME/309?selectedStage=101.

Wenn für die Seele ohnehin die Psychologie zuständig sei und die Medizin als Heilpraxis auch keine eigene Medizinwissenschaft benötige, wozu also eine eigene PTW, so die Frage. Nun, die Antwort ist einfach: genau wegen solcher kurzsichtigen Aussagen, die nicht einmal im Ansatz ermessen, worum es dabei gehen könnte. PTW ist natürlich eine Wissenschaft, die von Bedingungen abhängt, die außerhalb ihrer selbst liegen. Bedingungen wie Gesellschaft, Psychotherapie-Gesetzeslage, Politik usw. subjektivieren diese neue Wissenschaft bzw. die sie gestaltenden Forschenden. Im Zurückwirken auf ihre Ausgangsbedingungen kann PTW zu jenem besonderen Subjekt werden, dessen besondere Aufgabe unter anderem darin besteht, sich zum Anwalt dessen zu machen, was nicht aus- und nicht eingeschlossen werden kann: zum Anwalt eines ihrem „Gegenstand" angemessenen, eigenen Wissenschaftsbegriffes, der darauf besteht, dass das Wesentliche an dem vor einem größeren Hintergrund verstandenen Menschen nicht verloren geht.

Das ist allerdings nur dann möglich, wenn PTW auf eine wissenschaftsphilosophische Basis gestellt wird, von der sie als *eigenes wissenschaftliches Subjekt* subjektiviert/mediatisiert wird. Wie dargestellt wurde, entwickelt sich dieses Verhältnis von PTW und Philosophie von einem psychotherapie-*wissenschaftsphilosophischen* zu einem psychotherapiewissenschafts-*philosophischen* weiter, bei dem nicht mehr eine externe Philosophie im Verhältnis zur PTW steht, da auch die PTW und die PT ihrerseits auf zweifache Weise subjektivierend auf die sich aus allgemeinen Aussagen zusammensetzende Wissenschaftsphilosophie des RS wirken: erstens aus der PT, bei der es um den Umgang mit subjektivem, seelischem Leid geht, und zweitens aus der PTW, die sich als eine *psychotherapeutisch subjektivierte* Wissenschaft versteht, d. h. als eine Wissenschaft, die sich vom Aufgabenkomplex der PT angesprochen und abhängig weiß. Bei dieser *eigenen Philosophie der PTW* handelt es sich nicht einfach um angewandte Philosophie, sondern um PTW als eigenständiges Subjekt, das dem Anspruch, eine „Wissenschaft vom Subjektiven" sein zu wollen, neue Bedeutung verleiht.

4) Der vierte Punkt verweist auf den mit der Psychotherapiewissenschaftsphilosophie verbundenen *ethischen* Ansatz. Er betrifft nicht nur das Verhältnis der Wissenschaften und PT-Schulen zueinander sowie den damit verbundenen Anspruch von *epistemischer Achtsamkeit*[115], sondern auch die *Ethik der PT*. Es wird nicht überraschen, dass auch hier die Dynamik von Verbindung und Trennung relevant ist. Das Zusammenwirken von Verbindung und Trennung im Ethischen lässt sich in Form einer *Urszene*[116] beschreiben: Die Dynamik von Verbindung und Trennung setzt erstens einen *Raum* voraus, in dem sich die Dynamik überhaupt entfalten kann. Sie setzt zweitens ein *Gesetz* voraus, das diesen Raum strukturiert. Zuletzt gibt es noch das dritte Moment, das *Sub-*

115 Vgl. dazu Burda 2021b.

116 Vgl. Burda 2008a.

> *jekt*, dessen Freiheitsgrad von den Qualitäten des Raumes und des Gesetzes abhängt. Gibt es diesen Freiheitsgrad, dann lässt sich von einer *positiven ethischen Urszene* sprechen. Wenn es ihn nicht oder kaum gibt, dann ist die ethische Urszene *negativ*. Mit Blick auf die PT wird deutlich, dass es um einen *Übergang* von der negativen zur positiven Form geht. Dabei sind alle drei Faktoren der Urszene bedeutsam. Das zeigt sich gerade in der therapeutischen Beziehung, an der mehr als ein Subjekt beteiligt ist. Es geht um ein *Mit* im medialen Feld. Die Veränderung des Freiheitsgrades des Subjekts wird von einer Veränderung des Raumes und des Gesetzes abhängen und wird ebenso auf diese beiden Aspekte zurückwirken.

Das soziale *Mit* kann als *mikrosoziale* Mediatisierung (frühe Bezugspersonen), *mesosoziale* Mediatisierung (die repräsentierte Kultur, Gegend, Gemeinschaft …) und *makrosoziale* Mediatisierung (die Menschheit, der Mensch als Teil einer Wesensgemeinschaft mit allen Lebewesen) untersucht werden. Wir können etwa fragen: *Wie ist die Qualität der entsprechenden Strukturrahmen? Wie durchdringen die sozialen Räume einander? Welche Gewaltverhältnisse wirken? Welche Repräsentationen stehen im Hintergrund? Welche Legitimationen? Wie ist der phantasmatische Aufbau?* Viele weitere derartige Fragen lassen sich formulieren. Diese Formen sozialer Mediatisierung betreffen in ihrer Gesamtheit die psychotherapeutische Situation. Dabei geht es nicht mehr um eine abstrakte Betrachtungsweise, sondern um die konkrete wie symbolische Bedeutung von *Beziehungen*. Auf jeder Ebene können der (psychische, soziale, ethische, politische) Raum und das ihn strukturierende Gesetz unterschiedlich gestaltet sein. Die Ebenen können in Widerspruch miteinander stehen, sie können deckungsgleich sein, sie können divergieren und/oder konvergieren. Eine reine Selbst-Identität eines Subjekts kann es dadurch nie geben. Das Subjekt trägt mit seiner Selbst-Differenz auch die Selbst-Differenz des jeweiligen Machtverhältnisses bzw. der Herrschaftsdiskurse mit, und zwar mit den anderen Subjekten, mit denen es die jeweilige Ebene teilt. Auf jeder Ebene sind unterschiedliche Identifikationen möglich. Durch die und in der Verstrickung in diese pluralen Mediatisierungsverhältnisse entstehen unterschiedliche Teilaspekte des Subjekts: der *singulären Differenz-für-sich, die plural* verfasst ist. Die Differenz-für-sich ist immer auch bei-anderen und steht im Verhältnis zu-anderen. Sie ist dies als Differenz mit-sich-selbst und als Moment des Sich-selbst. Die interne Verbindung des Selbstmoments mit-sich-selbst wird von einer ebenso ursprünglichen Trennung durchzogen – im Verhältnis zu-sich-selbst und zu-anderen. Sowohl im internen als auch im externen Verhältnis schließen Verbindung und Trennung einander nicht aus, sondern ergänzen einander. Dabei bleibt immer etwas offen, unverfügbar und in Bewegung, das ethisch relevant und psychotherapeutisch bedeutsam ist.

5) Der letzte Punkt betrifft das Aufzeigen eines Weges zu einem erweiterten Selbstverständnis der PTW. Zu betonen ist dabei, dass die Bezeichnung Psychotherapiewissenschaftsphilosophie nicht i. S. eines Exklusivanspruchs, sondern als Anregung für Ansätze aus anderen Denkrichtungen verstanden werden möchte. Auch sie subjektivieren die PTW und werden von ihr subjektiviert.

Fassen wir abschließend die Grundintention des Text, in dem es um zwei besondere, *unverfügbare Subjekte* geht, noch einmal zusammen:

1) Das erste Subjekt wird aus der Philosophie des RS entwickelt. Der RS beruht auf Überlegungen zum Scheitern realistischer und konstruktivistischer Epistemologien, woraus eine spezielle Ontologie abgeleitet werden kann, in der alles Seiende als *Selbst-Differenz* bzw. als *Medium* oder VTV aufgefasst wird. Die Idee ist, dass selbst-differente Medien in medialen Verbindungs-und-Trennungs-Verhältnissen zueinander stehen, in denen sie mediatisierend aufeinander einwirken. Was wir mit „Subjekt" meinen, verdeutlicht, was Selbst-Differenz meint: Um als Theorie konsistent zu sein, muss sich auch der RS mit dem von ihm formulierten Prinzip, wonach alles als Selbst-Differenz zustandekommt, d. h. mit seiner eigenen Selbst-Differenz, auseinandersetzen. Daraus ergibt sich eine grundsätzliche *Unverfügbarkeit*, die erstens das singuläre menschliche Subjekt betrifft: Dieses wird als *Apojekt* zu einem unverfügbaren Subjekt, das von beliebigen Ordnungssystemen *weder ein- noch ausgeschlossen werden kann.* Die Unverfügbarkeit betrifft zweitens aber auch die Rahmenbedingungen dieses Subjekts: Auch sie weisen auf eine offene, *apophatische* Dimension hin. Das ist der allgemeine und abstrakte Gesichtspunkt, unter den auch die PT/W subsumiert werden kann.
2) Beim zweiten besonderen Subjekt geht es um die *Philosophie der PTW*, die aus folgenden medialen VTV – die hier als „Subjektivierungen" angesprochen werden – entwickelt wird. Ausgang ist das wechselseitige VTV von PT, Philosophie (RS) und PTW. Die Wechselseitigkeit betrifft jedes dieser drei Medien (PT, PTW, Philosophie).
   a) Die psychotherapeutische Situation – in der zwei (oder mehrere) menschliche Subjekte einander vor dem Hintergrund unterschiedlicher Ordnungssysteme „subjektivieren" – subjektiviert zunächst die PTW, die sich an der PT ausrichtet.
   b) Die Philosophie des RS wird als *externer* metatheoretischer Reflexionsrahmen für eine um Wissenschaftlichkeit bemühte PTW herangezogen, sie subjektiviert also die PTW und stellt diese als *eigenes, selbst-differentes wissenschaftliches Subjekt* heraus.
   c) PTW und PT subjektivieren umgekehrt die sich aus allgemeinen Aussagen zusammensetzende Wissenschaftsphilosophie des RS, und zwar auf zweifache Weise: erstens seitens der PT, in der es um den Umgang mit subjektivem

Leid geht, und zweitens seitens der PTW, die ihre Legitimation nicht nur aus der Philosophie, sondern eben auch aus der PT bezieht, sich also als eine *psychotherapeutisch subjektivierte* Wissenschaft (Stephenson) versteht, d. h. als eine Wissenschaft, die sich vom Aufgabenkomplex der PT angesprochen und abhängig weiß. Mit PT und PTW kommt etwas (wieder) in die Philosophie hinein, was bei der Konzentration auf das begriffliche Denken mitunter tendenziell ausgeblendet wird: ein affektives, leiblich verankertes, existenzielles Betroffen-Sein. In dieser Betroffenheit besteht ein wichtiges Überschneidungsmoment zwischen PT und Philosophie: Wie in der Philosophie geht es auch in der PT um den Umgang mit den – nicht nur Staunen machenden, sondern oft traumatischen und verstörenden – Bedingungen unseres Mensch-Seins: um die *conditio (in-)humana*, die wir ergründen wollen und zu der wir uns verhalten müssen.

d) Durch die wechselseitige Subjektivierung wird sich das Verhältnis von PTW und Philosophie von einem psychotherapie-*wissenschaftsphilosopischen* Status zu einem psychotherapiewissenschafts-*philosophischen* Status weiter entwickeln. Damit liegt eine eigene *Philosophie der PTW* vor, die auch auf andere psychotherapiewissenschaftliche bzw. psychotherapeutische Ansätze vertiefend zurückwirken kann. Sie ist das zweite besondere, unverfügbare Subjekt, dem diese Arbeit gewidmet ist.

Die beiden unverfügbaren Subjekte sind Stellvertreter eines komplexen VTV wechselseitiger *Durchdringungen*: In diesem VTV wirken Philosophie und PT ebenso subjektivierend-mediatisierend auf die PTW wie umgekehrt diese auf die Philosophie und auf die PT. Sämtliche Aspekte sind auseinander- und zugleich in Beziehung zueinander zu halten. Damit ist ein weiter und offener Raum möglicher Forschung in unterschiedlichen Disziplinen, auf unterschiedlichen Ebenen und in unterschiedliche Richtungen eröffnet.

Verwendete Abkürzungen

AP	Analytische Psychologie (nach C. G. Jung)
CR	Konstruktiver Realismus (nach F. Wallner)
FE	Funktionsebene (nach K. Greiner)
OS	Ordnungssystem/e
P	Paradigma
PT	Psychotherapie
PTW	Psychotherapiewissenschaft
PTWP	Psychotherapiewissenschaftsphilosophie
RS	Radikaler Skeptizismus (nach G. Burda)
SIC	S-I-C-Paradigma (nach T. Stephenson)
SFU	Sigmund Freud PrivatUniversität
VT-Paradigma	Ontologie C, Ontomediologie, epistemisch aufbauend auf RS
VTV	Verbindungs-und-Trennungs-Verhältnis/se
V-Phantasma	Realismus (Verbindungsparadigma, Ontologie A)
T-Phantasma	Konstruktivismus, Dekonstruktivismus (Trennungsparadigma, Ontologie B)

Referenzen

Badiou, Alain (2003): Ethik. Versuch über das Bewusstsein des Bösen. Wien.

Balke, Friedrich (1998): Gilles Deleuze. Frankfurt-New York.

Barwinski, Rosemarie (2017): *Intersubjektivität und Selbstreflexion*, in: Psychotherapie-Wissenschaft, 2017/1, 23–30.

Bloch, Ernst (1985): Das Prinzip Hoffnung, 3 Bände. Frankfurt.

Brandom, Robert Boyce (2015): Wiedererinnerter Idealismus. Frankfurt.

Buchmann, R., Schlegel, M., Vetter, J. (1996): *Die Eigenständigkeit der Psychotherapie in Wissenschaft und Praxis*, in: A. Pritz (Hrsg.) (1996): Psychotherapie – eine neue Wissenschaft vom Menschen, 75–121. Wien.

Burda, Gerhard (1998): Das Selbst der Verantwortung. Ein Beitrag zum ethischen Verständnis bei C. G. Jung. Wien.

Burda, Gerhard (2008a): Ethik. Raum – Gesetz – Begehren. Wien.

Burda, Gerhard (2008b): Religion und Differenz. Derrida – Lacan. Wien.

Burda, Gerhard (2009): Seelenpolitik. Über die Seele und andere Selbst-Differenzen. Wien.

Burda, Gerhard (2010): Mediales Denken. Eine Phänomediologie. Wien.

Burda, Gerhard (2011): Passagen ins Sein. Eine Ontomediologie. Wien.

Burda, Gerhard (2012): Formate der Seele. Erkenntnistheoretische Überlegungen und ethische Implikationen einer Allgemeinen Psychotherapiewissenschaft. Münster.

Burda, Gerhard (2013): Self-Difference (Absolute Fragility). Post-Foundational Perspectives on Ethics in Analytical Psychology. SFU-Wien.

Burda, Gerhard (2018): Mediale Identität/en. Politik, Psychoanalyse und die Phantasmen von Verbindung und Trennung. Nordhausen.

Burda, Gerhard (2019a): Pandora und die Metaphysica medialis, Psychotherapie, Wissenschaft, Philosophie. Münster.

Burda, Gerhard (2019b): *Psychotherapie und Wissenschaft – eine Nabelschau?*, in: Psychotherapie-Wissenschaft, 2019/2, 31–40.

Burda, Gerhard (2021a): Absolut Medial. Essay zur Theo-Techno-Anthropo-Mediologie. Nordhausen.

Burda, Gerhard (2021b): Epistemische Achtsamkeit. Psychotherapiewissenschaft und die Analytische Psychologie C. G. Jungs. Münster.

Burda, Gerhard (2022): Mediamorphosen. Variationen zur Hand Gottes. Nordhausen.

Burda, Gerhard (2023): Apophatische Subjekte. Deleuze, Badiou und das Unverfügbare (in) der Philosophie. Nordhausen.

Burda, Gerhard (2024a): Durchdringung. Nancy und die Baustellen unter offenem Himmel. Nordhausen.

Burda, Gerhard (2024b): Cartesianische Simulationen. Virtuelle Realität und reale Virtualität. Nordhausen.

Carrier, Mathieu (2009): *Wissenschaft im Wandel: Ziele, Maßstäbe, Nützlichkeit*, in: Information Philosophie, 2009/3, 16–25.
Chalmers, David (2023): Realität+. Virtuelle Welten und die Probleme der Philosophie. Berlin.
Daniel, Renate (2024): *Plädoyer für die Seele. Ein Beitrag der jung'schen Tiefenpsychologie zu aktuellen individuellen und kollektiven Herausforderungen*, in: Psychotherapie-Wissenschaft, 2024/1, 45–51.
Deleuze, Gilles (1985): Nietzsche und die Philosophie. Frankfurt.
Deleuze, Gilles (1993): Spinoza und das Problem des Ausdrucks in der Philosophie. München.
Derrida, Jacques (1988): Randgänge der Philosophie. Wien.
Descola, Philippe (2011): Jenseits von Natur und Kultur. Berlin.
Erismann, Markus (2016): *Wissenschaftstheoretische Überlegungen zur Psychotherapiewissenschaft*, in: Psychotherapie-Wissenschaft, 2016/1, 6–16.
Erismann Markus (2019): *Der Wissenschaftsbegriff der Psychotherapiewissenschaft*, in: Psychotherapie-Wissenschaft, 2019/2, 13–17.
Evans, Dylan (2002): Wörterbuch der Lacan'schen Psychoanalyse. Wien.
Färber, Corina (2022): Subjektivierung und politische Handlungsfähigkeit. Althusser, Foucault, Butler. Bielefeld.
Feest, Uljana (2017): *Philosophie der Psychologie*, in: S. Lohse, T. Reydon (2017): Grundriss Wissenschaftsphilosophie. Die Philosophien der Einzelwissenschaften, 475–510. Hamburg.
Ferry, Luc, Renaut, Alain (1987): Antihumanistisches Denken. Gegen die französischen Meisterphilosophen. München-Wien.
Feyerabend, Paul (2018): Wider den Methodenzwang. Frankfurt.
Fischer, Gottfried (2008): Logik der Psychotherapie. Philosophische Grundlagen der Psychotherapiewissenschaft. Kröning.
Floridi, Luciano (2015): Die 4. Revolution. Wie die Infosphäre unser Leben verändert. Berlin.
Foucault, Michel (2004): Die Hermeneutik des Subjekts. Frankfurt.
Frank, Manfred (1986): Die Unhintergehbarkeit von Individualität. Reflexionen über Subjekt, Person und Individuum aus Anlass ihrer „postmodernen" Toterklärung. Frankfurt.
Fuchs, Thomas et al (2024): *Fakultätsübergreifende Psychotherapieforschung. New Medical Humanities und Phänomenologie als Grundlagenwissenschaften*, in: OEBVP News 12/24, 17–20.
Gabriel, Markus (2020): Fiktionen. Frankfurt.
Greiner, Kurt (2012): Psycho-Text-Puzzle und andere Beiträge zu Psychotherapiewissenschaft und Philosophie. Wien.
Greiner, Kurt (2013): *Psycho-Text-Puzzle: Theoriendiskursives Spielverfahren für die Psychotherapiewissenschaft*, in: F. Lan, F. Wallner, A. Schulz (Hrsg.): Concepts of a Cul-

turally Guided Philosophy of Science. Contributions from Philosophy, Medicine and Science of Psychotherapy, 85–107. Frankfurt.
Greiner, Kurt (2024): Lehrbuch Experimentelle Psychotherapiewissenschaft. Innovative Therapieschulenforschung an der SFU-Wien seit 2007. Pottendorf.
Habermas, Jürgen (1975): Erkenntnis und Interesse. Frankfurt.
Habermas, Jürgen (1988a): Nachmetaphysisches Denken. Philosophische Aufsätze. Frankfurt.
Habermas, Jürgen (1988b): Der philosophische Diskurs der Moderne. Zwölf Vorlesungen. Frankfurt.
Heidegger, Martin (1978): Wegmarken. Frankfurt.
Hösle, Vittorio (1988): Hegels System. Der Idealismus der Subjektivität und das Problem der Intersubjektivität, 2 Bände. Hamburg.
Jandl, Martin J. (2020): *Beginnt die Eule der Minerva erst mit der hereinbrechenden Dämmerung ihren Flug? Konturen einer psychotherapiewissenschaftlichen Philosophie*, in: A. Pritz, J. Fiegl, H. Laubreuter, B. Rieken (Hrsg.) (2020): Universitäres Psychotherapiestudium. Das Modell der Sigmund Freud PrivatUniversität, 147–168. Lengerich.
Jung, Carl Gustav (1974): Zivilisation im Übergang, Gesammelte Werke 10. Olten.
Jung, Carl Gustav (1993): Mysterium Coniunctionis, Gesammelte Werke 14/2, § 436. Olten.
Jung, Carl Gustav (1994): Psychologische Typen, Gesammelte Werke Band 6. Olten.
Kingsley, Peter (2000): Die Traumfahrt des Parmenides. Die mystischen Wurzeln der westlichen Zivilisation. Berlin.
Kötter, Rudolf (2017): *Wissenschaftstheorie im 20. Jahrhundert. Ein Streifzug durch ihre Geschichte*, in: Aufklärung und Kritik. Vierteljahreszeitschrift der Gesellschaft für Kritische Philosophie 4, 47–71.
Koschorke, Albrecht (2015): Hegel und wir. Frankfurter Adorno-Vorlesungen 2013. Frankfurt.
Krüger, Lorenz (Hrsg.) (1978): Die Entstehung des Neuen. Studien zur Struktur der Wissenschaftsgeschichte. Frankfurt.
Kuhn, Thomas (1978): *Objektivität, Werturteil und Theoriewahl*, in: L. Krüger (Hrsg.) (1978), 421–445. Frankfurt.
Kuhn, Thomas (2017): Die Struktur wissenschaftlicher Revolutionen. Frankfurt.
von Kutschera, Franz (1972): Wissenschaftstheorie. Grundzüge der allgemeinen Methodologie der empirischen Wissenschaften, 2 Bände. München.
Leuzinger-Bohleber, Marianne, Benecke, Cord, Hau, Stefan (2015): Psychoanalytische Forschung. Methoden und Kontroversen in Zeiten wissenschaftlicher Pluralität. Stuttgart.
Lévinas, Emanuel (2008): Ethik und Unendliches. Wien.
Lohse, Simon, Redon, Thomas (2017): Grundriss Wissenschaftsphilosophie. Die Philosophien der Einzelwissenschaften. Hamburg.
Lütkehaus, Ludger (2010): Nichts. Abschied vom Sein, Ende der Angst. Zürich.

Malabou, Catherine (2011): Ontologie des Akzidentiellen: Essay zur zerstörerischen Plastizität. Leipzig.
Meillasoux, Quentin (2008): Nach der Endlichkeit. Versuch über die Notwendigkeit der Kontingenz. Zürich-Berlin.
Nancy, Jean-Luc (2004): Singulär plural sein. Zürich-Berlin.
Nancy, Jean-Luc (2011): Hegel. Die spekulative Anmerkung. Die Unruhe des Negativen. Zürich.
Nishitani, Keiji (1986): Was ist Religion. Frankfurt.
Popper, Karl (1979): Ausgangspunkte: meine intellektuelle Entwicklung. Hamburg.
Pritz, Alfred (Hrsg.) (1996): Psychotherapie – eine neue Wissenschaft vom Menschen. Wien.
Roesler, Christian (2009): *Archetypen – sozial, nicht biologisch*, in: Analytische Psychologie, Heft 157, 3/2009, 276–302. Frankfurt.
Roth, Gerhard (2005): *Hat die Seele in der Hirnforschung noch einen Platz?*, in: M. F. Peschl (Hrsg.): Die Rolle der Seele in der Kognitions- und Neurowissenschaft. Auf der Suche nach dem Substrat der Seele, 27–39. Würzburg.
Sartre, Jean-Paul (2009): Das Sein und das Nichts. Versuch einer phänomenologischen Ontologie. Hamburg.
Schulthess, Peter (2024): *Editorial*, in: Psychotherapie-Wissenschaft, Heft 2/2024, 5–6.
Sneed, Joseph D. (1971): The Logical Structure of Mathematical Physics. Dordrecht, Boston, London.
Stephenson, Thomas (2003): Paradigma und Pädagogik. Wien.
Stephenson, Thomas (2022a): *Psychotherapeutische Schulen und Richtungen und die Hoffnung auf Integration/Inklusion. Beitrag der Paradigmenforschung zur Entwicklung der Psychotherapie(wissenschaft). Teil 1: Kern-Paradigmen und das SIC-Paradigma*, in: SFU-Forschungsbulletin 10/2 (2022a), 79–94.
Stephenson, Thomas (2022b): *Die (traumatisierte) Innere Gemeinschaft. Grundzüge einer spezifisch individualpsychologischen Traumatheorie/Traumatherapie auf der Basis der S-I-C-Paradigmenkonstellation. Teil 1: Die S-I-C-Paradigmenkonstellation*, in: Zeitschrift für freie psychoanalytische Forschung und Individualpsychologie, 9. Jahrgang/2, 2022. 1–20.
Vattimo, Gianni (2005): Jenseits vom Subjekt. Wien.
Wagner, Elisabeth (1996): *Psychotherapie als Wissenschaft in Abgrenzung von der Medizin*, in: A. Pritz (Hrsg.) (1996): Psychotherapie – eine neue Wissenschaft vom Menschen, 219–247. Wien.
Wendel, Saskia (2023): Die „Leib Christi"-Metapher. Kritik und Rekonstruktion aus gendertheoretischer Perspektive. Bielefeld.
Zizek, Slavoj (2001): Die Tücke des Subjekts. Frankfurt.
Zizek, Slavoj (2010): Das Unbehagen im Subjekt. Wien.